NICOLE VON KLEIST • EWALD SCHLITT

# ... und fertig ist das Schminkgesicht

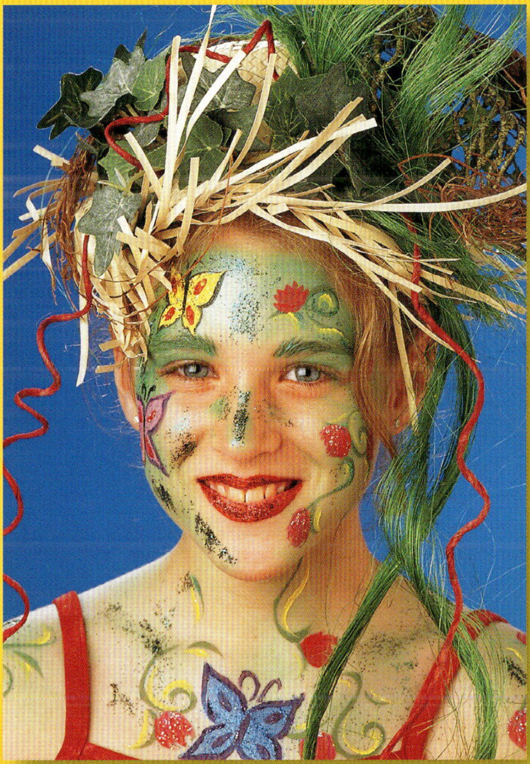

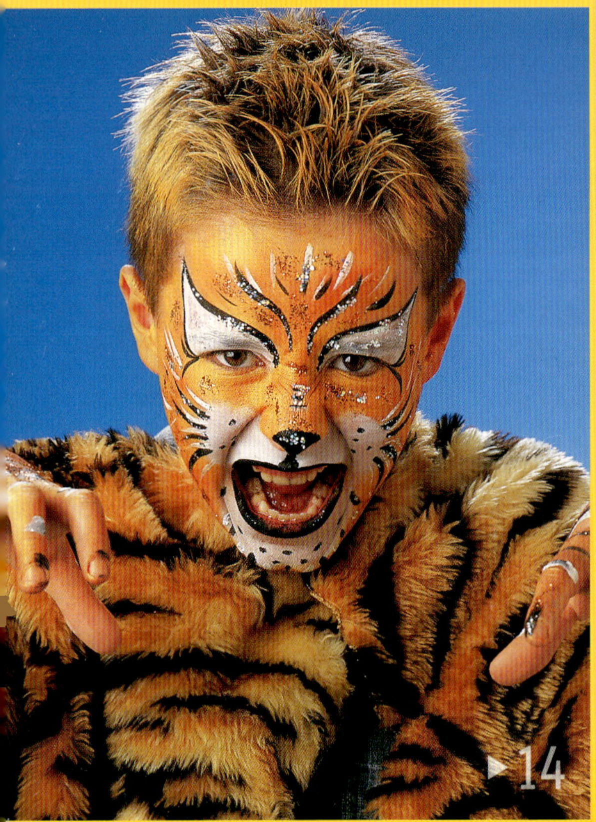


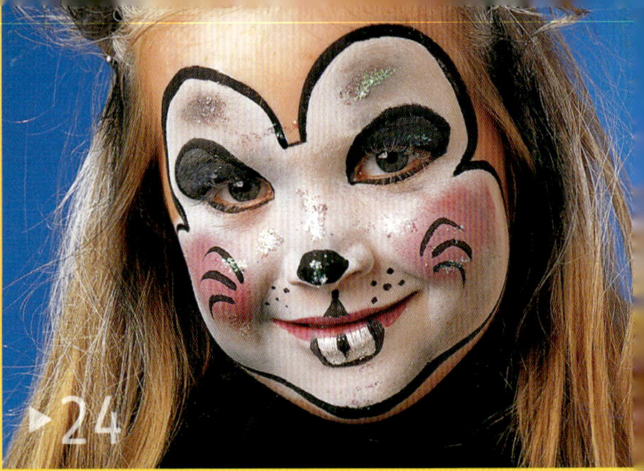


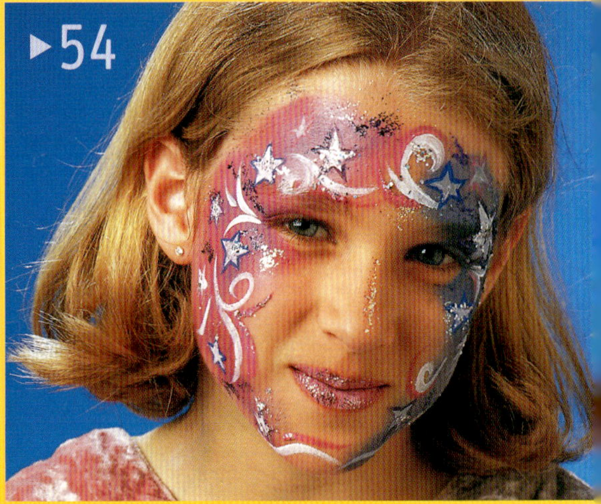


# INHALT

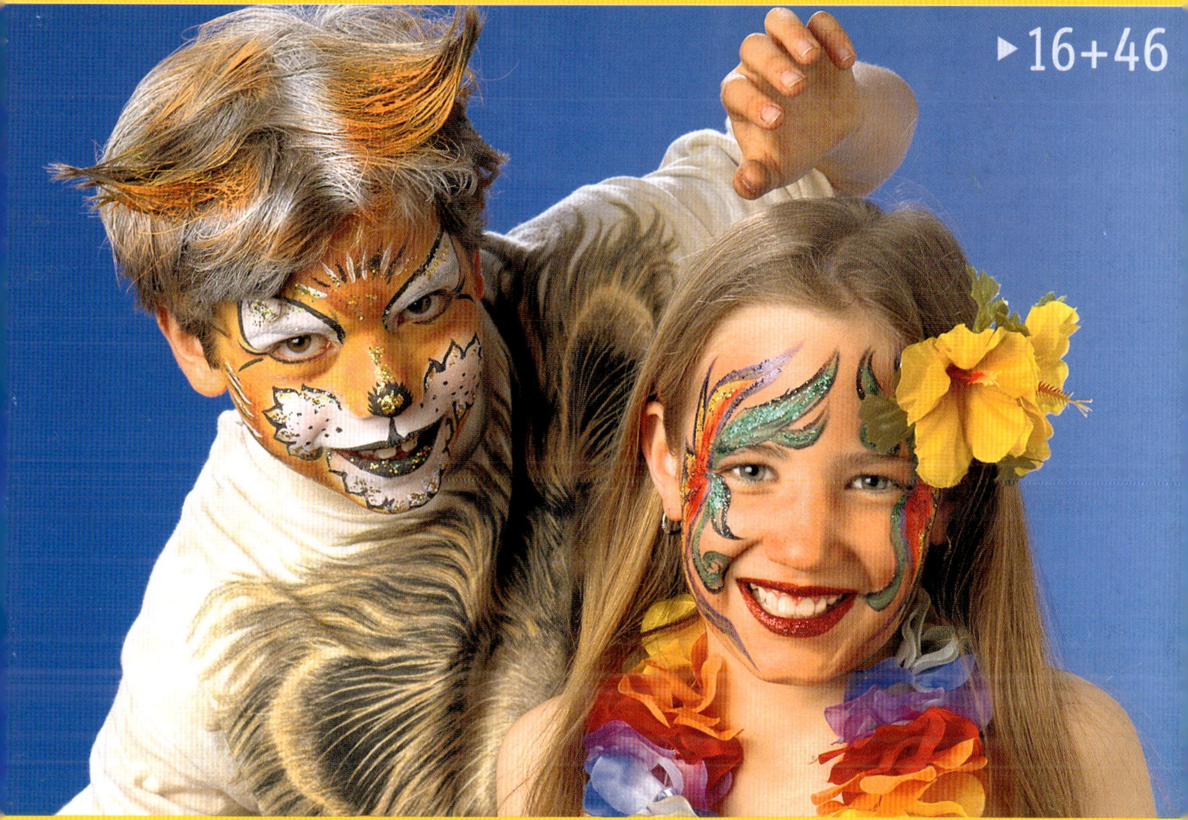
▶16+46

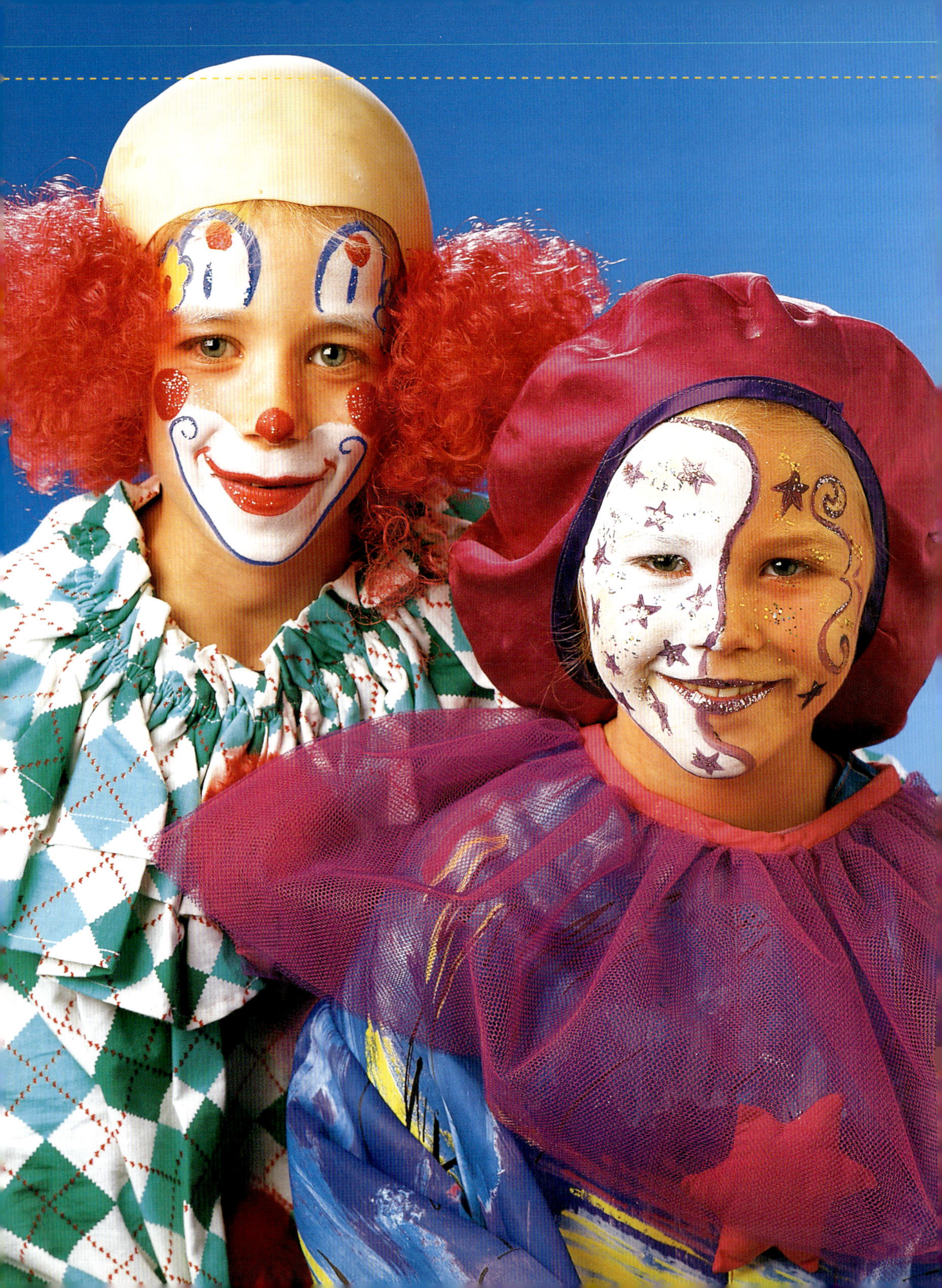

# ... und fertig ist das Schminkgesicht

Tauchen Sie mit uns ein in die zauberhafte Welt des Schminkens!

Wer hat noch nicht davon geträumt, eines Morgens als Prinzessin aufzuwachen oder als wilder Tiger im Dschungel umherzustreifen?
Mehr als 30 Masken bringen Sie und Ihre Kinder diesen Träumen näher.

Wir stellen Ihnen die einzelnen Phasen der Entstehung einer Maske detailgenau in Wort und Bild vor. Mit den auf den folgenden Seiten beschriebenen Arbeitsmaterialien und den nachfolgend entwickelten Schminktechniken wird es Ihnen leicht fallen, Ihre Wunsch-Maske zu verwirklichen.

Kommen Sie mit in die farbenfrohe Welt des „Face-Painting“ und vollziehen Sie mithilfe von Schwämmchen, Pinseln und wasserlöslichen Schminkfarben spannende und verblüffende Verwandlungen.

Viel Spaß dabei wünschen Ihnen

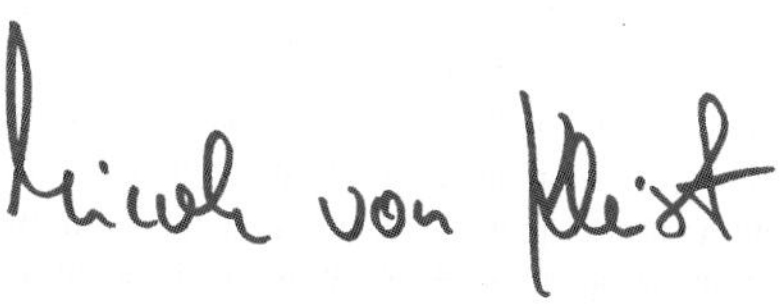 und 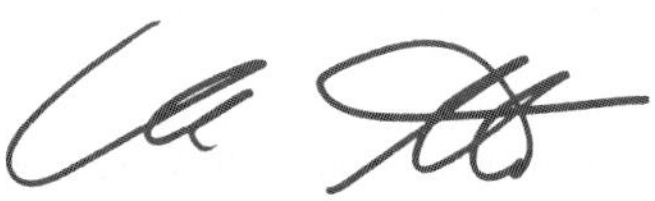

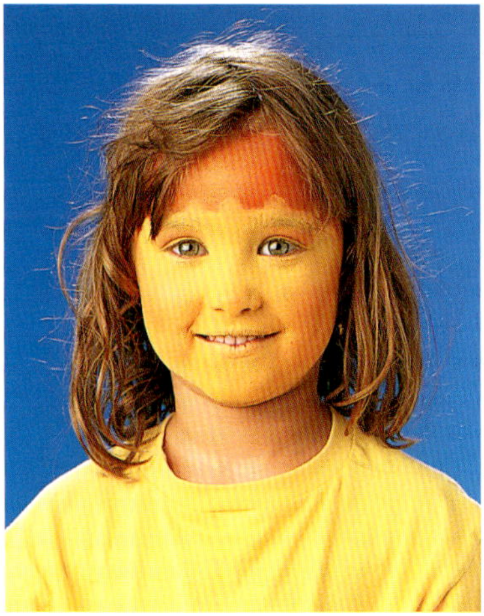

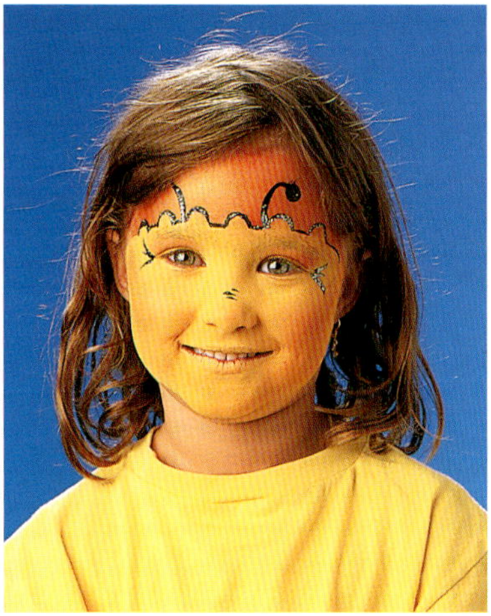

Warme Sommerfarben lassen diese Bienenkönigin in hellem Glanz erstrahlen.

# Bienenkönigin

## ist honigsüß

**MATERIAL**

- wasserlösliche Schminkfarben in Gelb, Perlglanz-Orange, Schwarz, Hellrot, Perlglanz-Blau und Smaragdgrün
- Glitzer in Juwel-Glitzer (grob), Smaragdgrün, Saphirblau und Gold-Juwel-Glitzer (grob)
- Pinsel in Größe 3
- Schminkschwämmchen

1 Grundieren Sie das Gesicht mit einem leicht feuchten Schwämmchen in Gelb. Tragen Sie auf die Stirn gut deckend Perlglanz-Orange auf und schraffieren Sie die Wangen, ebenfalls mit einem Schwämmchen, dünn in der gleichen Farbe.

2 Konturieren Sie die wellenartigen Trennungslinien zwischen Gelb und Orange mit schwarzer Farbe und malen Sie schwarze Fühler auf. Rollen Sie mit dem Pinsel groben Juwel-Glitzer auf die schwarzen Linien.

3 Malen Sie, von Wange zu Wange, eine Blume quer über die hellrot gefärbten Lippen. Füllen Sie die perlglanzblaue Blüte auf der einen Wangenseite mit einem roten Punkt und zeichnen Sie smaragdgrüne Blätter auf die andere Seite. Geben Sie, passend zum Untergrund, mit einem Pinsel smaragdgrünen und saphirblauen Glitzer auf die Blume und rollen Sie reichlich groben Gold-Juwel-Glitzer auf Nase und obere Wangen.

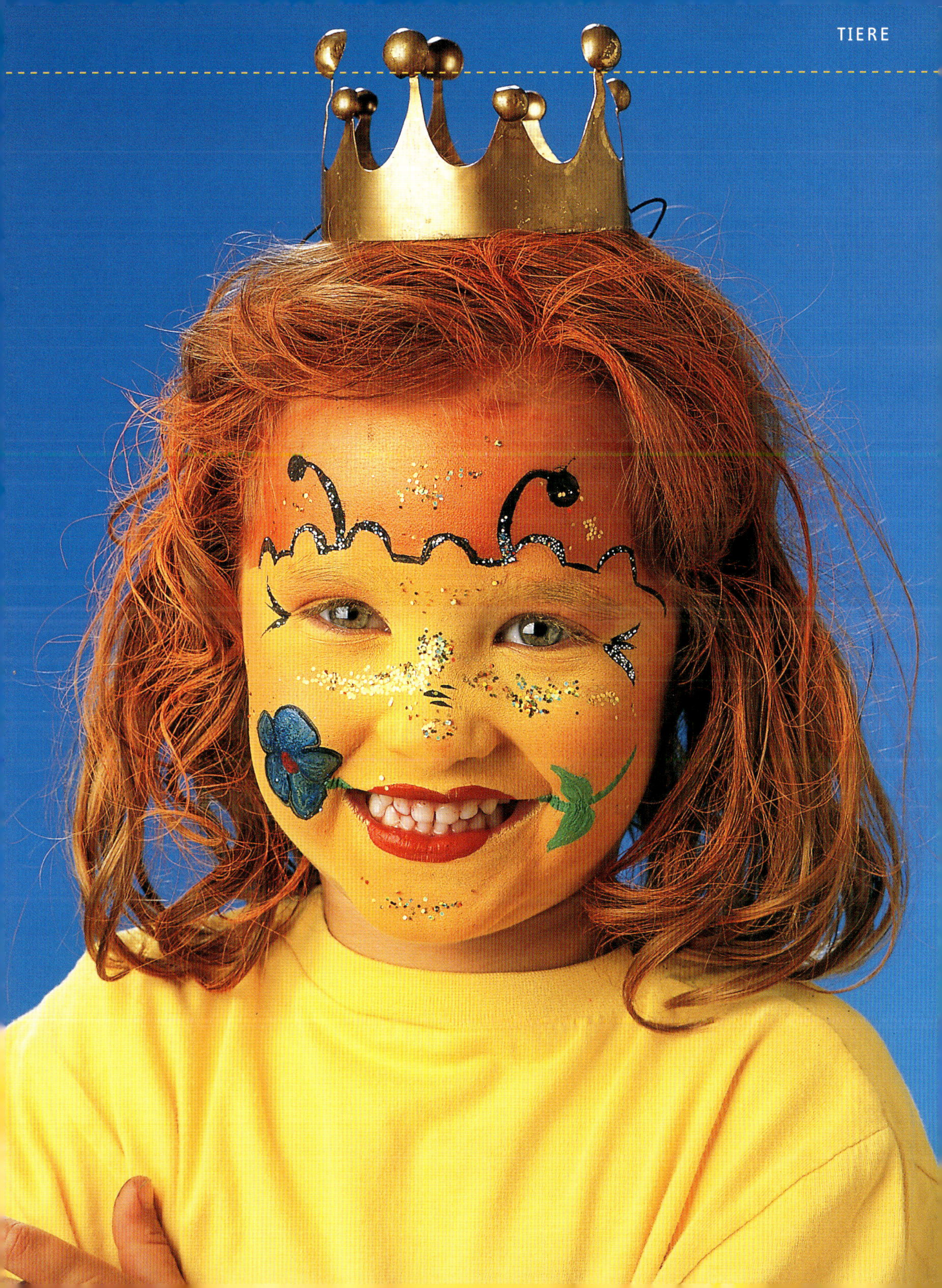

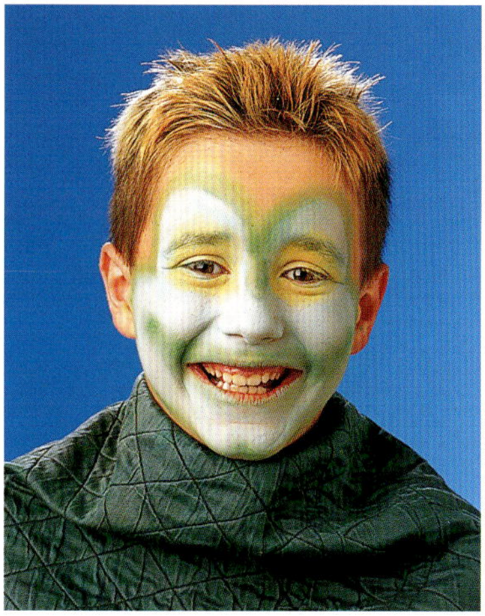

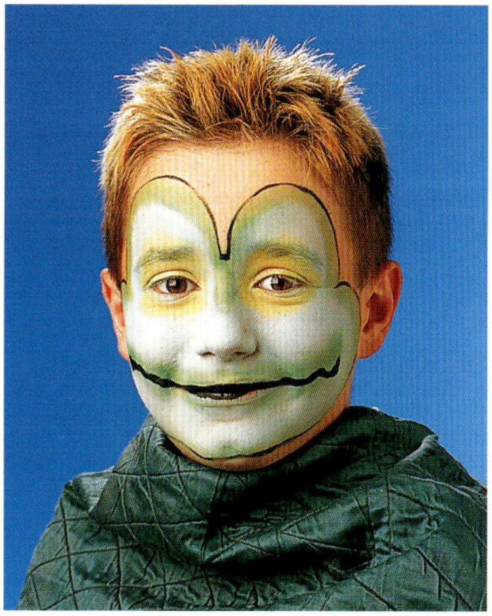

Klare, frische Farben verleihen diesem Schminkgesicht das perfekte Aussehen, um als Frosch von Fest zu Fest zu hüpfen.

# Frosch

## tierisch grün

**MATERIAL**

* wasserlösliche Schminkfarben in Gelb, Pastellgrün, Grasgrün und Schwarz
* Glitzer in Smaragdgrün, Gold-Juwel-Glitzer (mittel) und Juwel-Glitzer (grob)
* Rund-Pinsel in Größe 1 und 3
* Schminkschwämmchen

1 Grundieren Sie die Augenpartien kreisförmig mit einem Schwämmchen in Gelb. Tragen Sie Pastellgrün in großen Bögen (wie zwei ineinander geschobene Herzen) über den Augen und auf den Wangen auf. Malen Sie einen breiten grasgrünen Mund auf und konturieren Sie die Ränder der Maske ebenfalls in Grasgrün mit einem Schwamm.

2 Malen Sie mit einem dünnen Rund-Pinsel einen sehr breiten schwarzen Mund und umranden Sie die gesamte Maske mit einer dünnen schwarzen Linie.

3 Färben Sie die Nasenlöcher schwarz und umranden Sie die gelb gefärbten Augenpartien ganz zart mit einem dünnen Rund-Pinsel in Grasgrün. Rollen Sie mit einem Pinsel smaragdgrünen Glitzer auf die grün grundierte Fläche und mittleren Gold-Juwel-Glitzer auf die gelben Grundierungen. Tupfen Sie groben Juwel-Glitzer über die gesamte Maske.

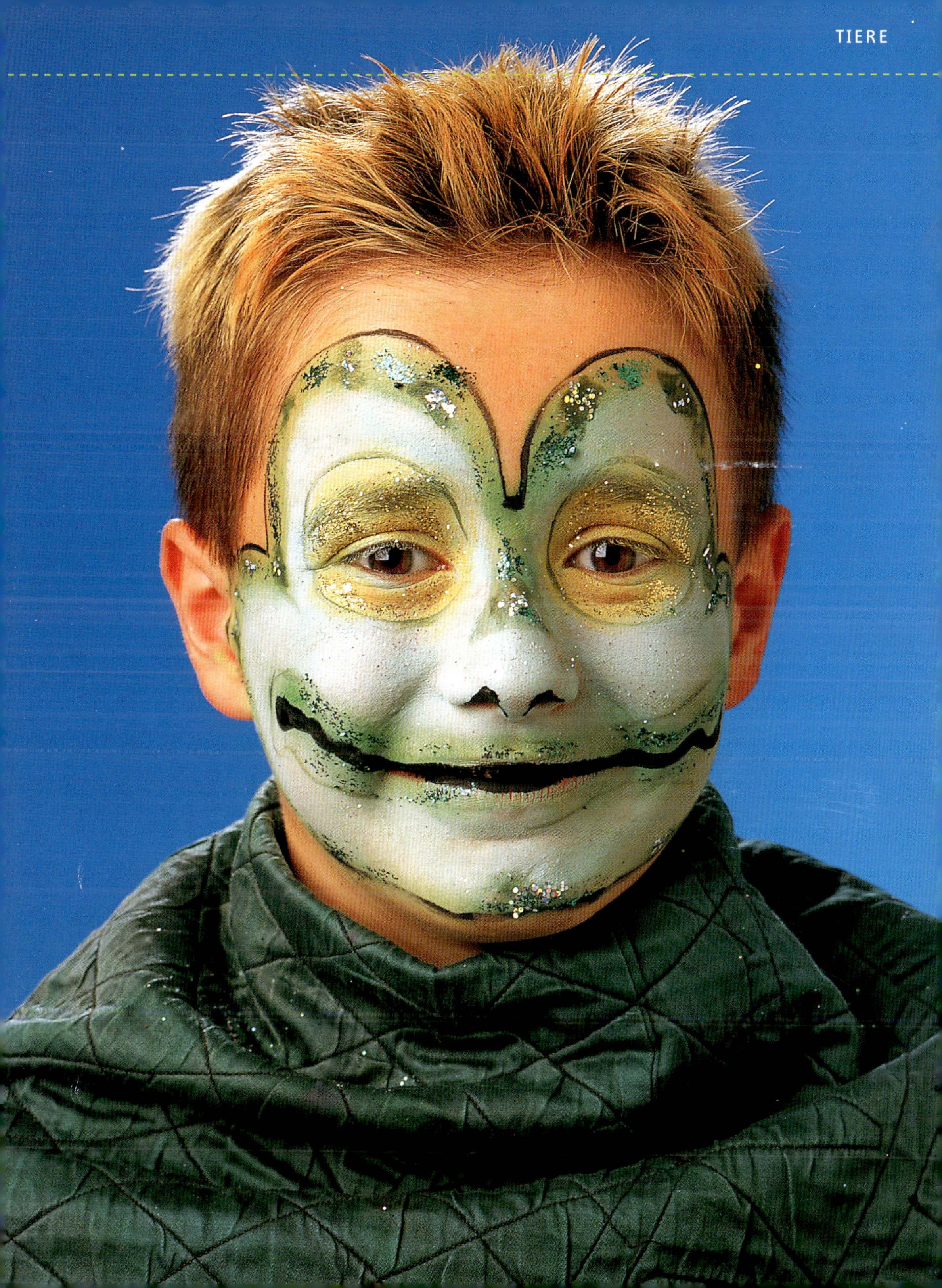

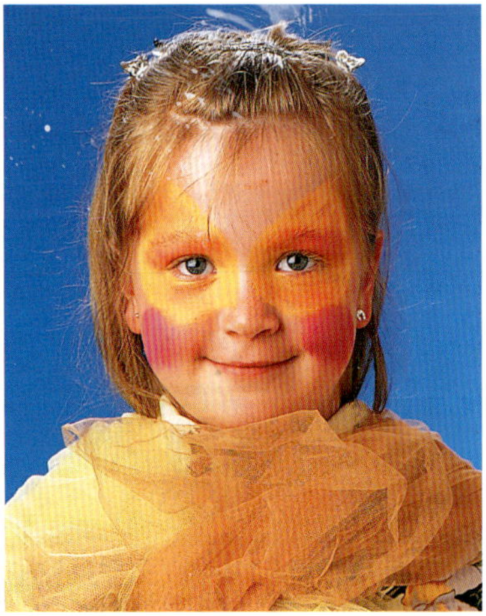

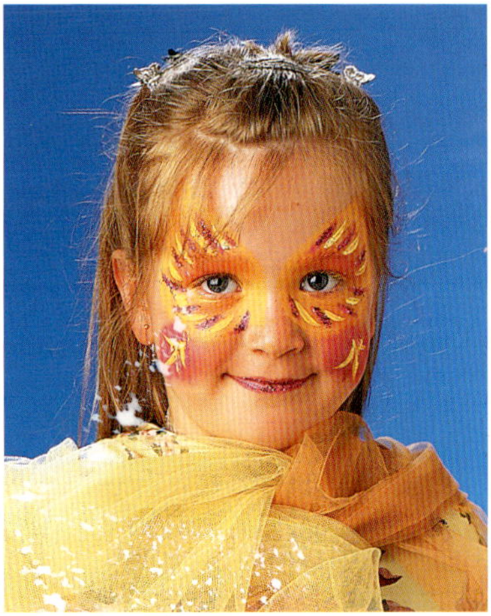

Sehr hübsch geschminkt ist dieser süße Schmetterling. Besondere Effekte lassen die Augen erstrahlen.

# Schmetterling

## für zauberhafte kleine Damen

MATERIAL

* wasserlösliche Schminkfarben in Perlglanz-Gelb, Perlglanz-Pink, Gelb und Perlglanz-Lila
* Glitzer in Juwel-Glitzer (grob), Gold-Juwel-Glitzer (grob), Pink und Lila
* Rund-Pinsel in Größe 3
* Schminkschwämmchen

1 Grundieren Sie zunächst mit einem Schwämmchen die oberen Flügel des Schmetterlings mit Perlglanz-Gelb und die unteren Flügel mit Perlglanz-Pink. Schraffieren Sie mit einem Schwämmchen über die gelbe Grundierung und um die Augen leicht mit Perlglanz-Pink.

2 Verzieren Sie mit einem Rund-Pinsel die Schmetterlingsflügel mit kräftigen gelben Streifen. Geben Sie groben Juwel-Glitzer und Gold-Juwel-Glitzer darüber. Zwischen den gelben Streifen tragen Sie pinkfarbene Streifen auf und verzieren diese mit Glitzer in Pink. Bemalen Sie die Lippen ebenfalls pinkfarben.

3 Malen Sie den Körper des Schmetterlings mit Perlglanz-Lila und umranden Sie die Flügel in der gleichen Farbe. Tupfen Sie lilafarbenen Glitzer auf den gleichfarbigen Untergrund.

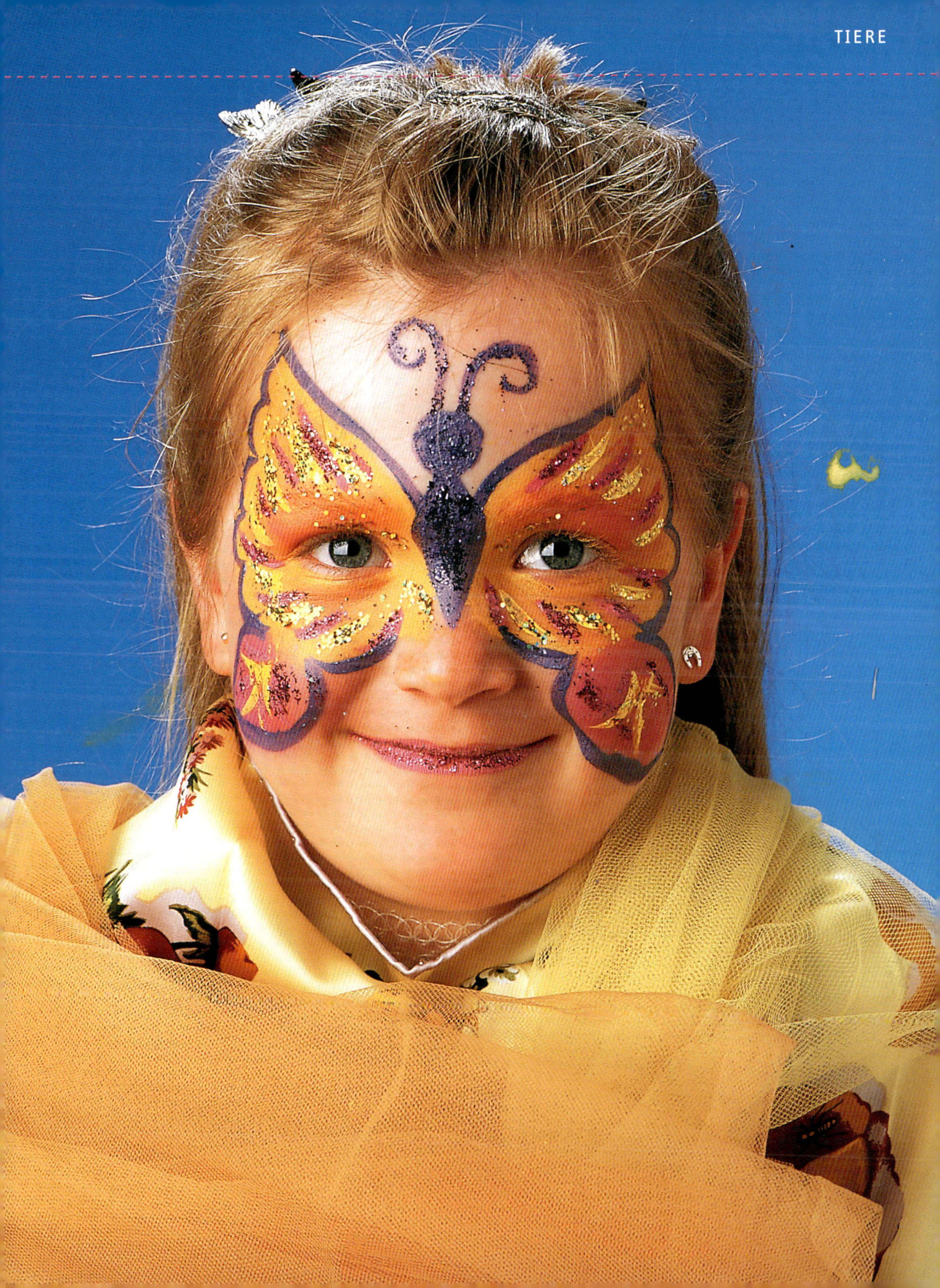

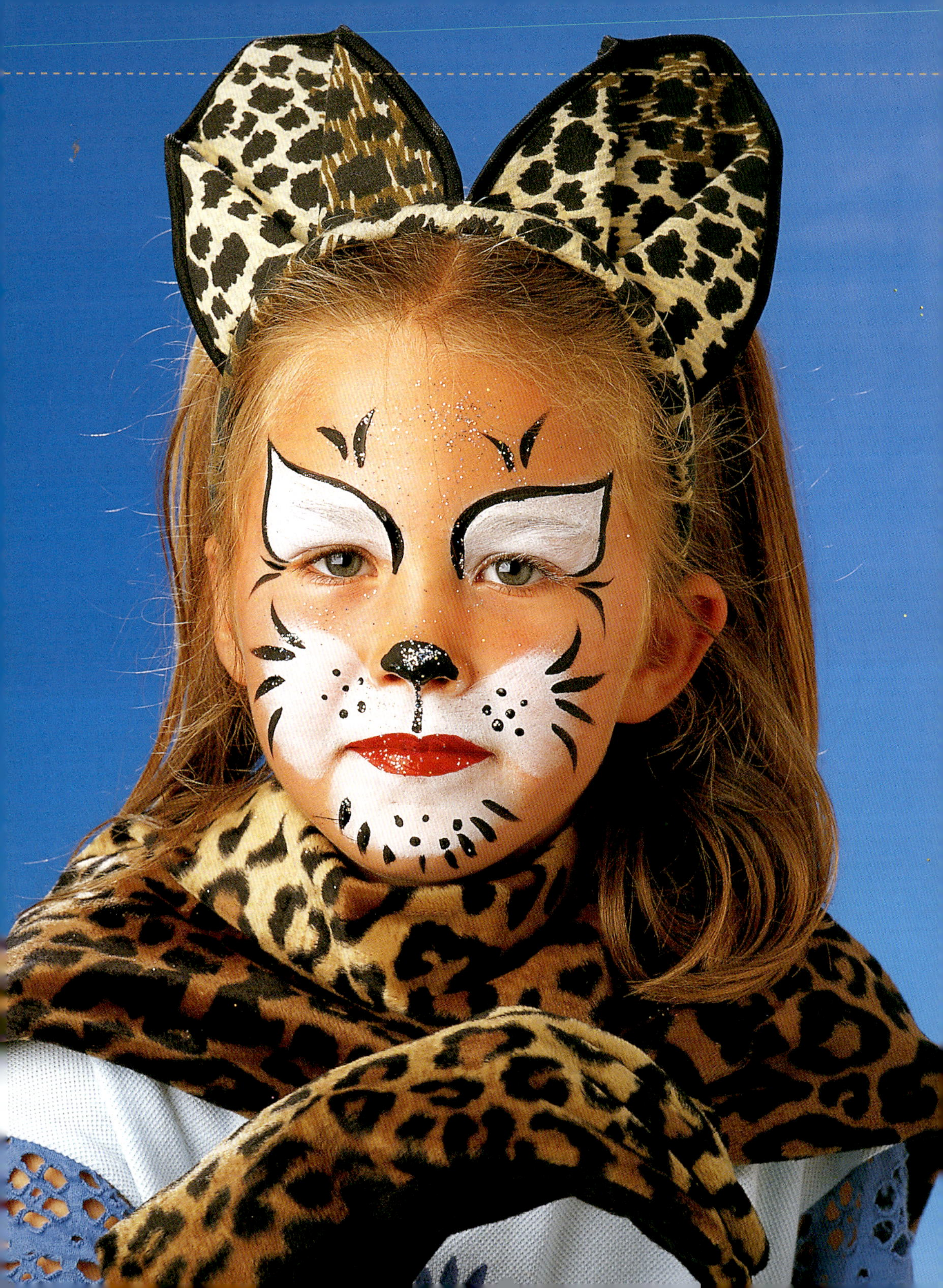

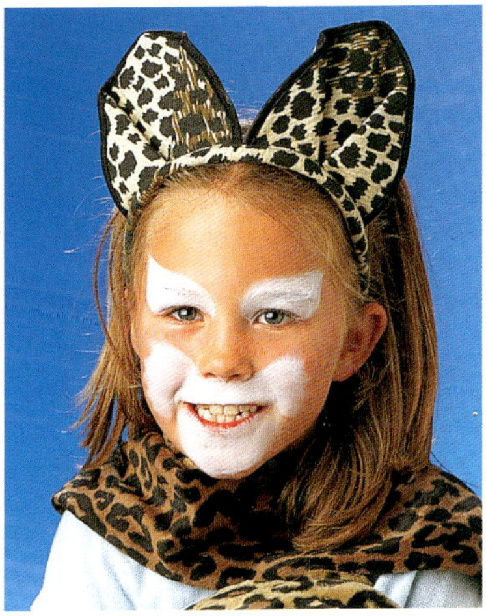

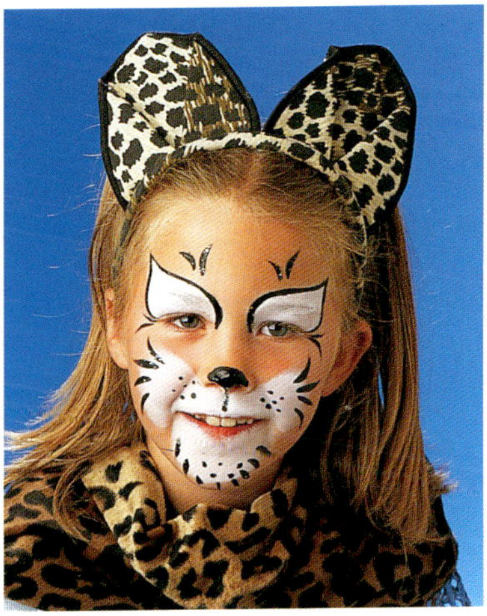

Verschmust und elegant entwickelt sich dieses Kätzchen. Im Nu entstehen die charakteristischen Augen und kleinen Schnurrhaare.

# Schmusekätzchen

## ganz schön elegant

**MATERIAL**

* wasserlösliche Schminkfarben in Perlglanz-Kupfer, Weiß, Schwarz und Hellrot
* Glitzer in Juwel-Glitzer (grob)
* Rund-Pinsel in Größe 3
* Schminkschwämmchen

1 Schraffieren Sie das Gesicht des Modells leicht mit einem fast trockenen Schwämmchen in Perlglanz-Kupfer. Tragen Sie dann die charakteristische weiße Grundierung um Augen und Mund auf.

2 Konturieren Sie die Augen mit einem Pinsel in schwarzer Farbe und malen Sie in der gleichen Farbe Striche (auf Wangen, Kinn und um den Mund) und Punkte als Schnurrhaare auf. Tupfen Sie auf die Nase des Kätzchens einen großen schwarzen Punkt.

3 Bemalen Sie die Lippen hellrot und verteilen Sie mit einem Pinsel groben Juwel-Glitzer über das Katzengesicht.

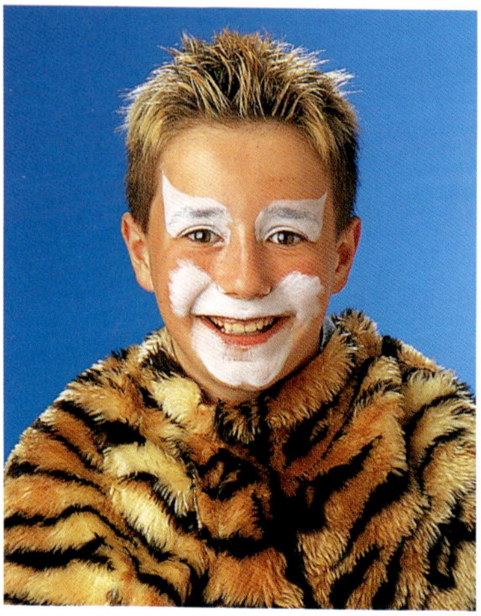

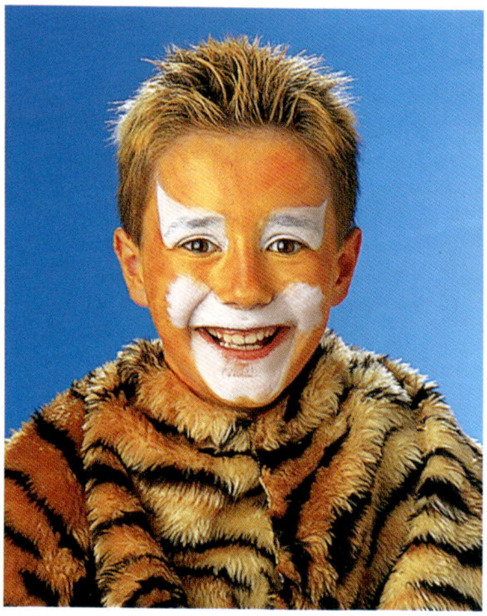

So entsteht ein wirklich lebhafter Tiger. Schon die wilde Grundierung lässt es erahnen.

# Tiger

## für echte Wildkatzen

MATERIAL

* wasserlösliche Schminkfarben in Weiß, Perlglanz-Gelb, Perlglanz-Orange und Schwarz
* Glitzer in Goldenorange und Juwel-Glitzer (grob)
* Rund-Pinsel in Größe 3
* Schminkschwämmchen

1 Grundieren Sie mit einem leicht feuchten Schwämmchen um Mund und Augen in Weiß.

2 Die noch ungeschminkten Stellen des Gesichts grundieren Sie mit Perlglanz-Gelb. Kolorieren Sie diese Stellen leicht mit Perlglanz-Orange.

3 Malen Sie mit einem Pinsel weiße Schnurrhaare und Streifen auf Stirn und Nasenrücken. Geben Sie schwarze Farbe auf Nasenspitze und Lippen und verbinden Sie beide durch einen senkrechten Strich. Malen Sie schwarze Schnurrhaare und die Konturen über den Augen sowie kleine Punkte auf Wangen und Kinn. Geben Sie als Highlight reichlich Glitzer in Goldenorange auf die orangefarbene Grundierung und groben Juwel-Glitzer auf die schwarzen und weißen Stellen der Maske.

### Mein Tipp für Sie

**Große Wirkung** Eine tollen Effekt erzielen Sie, wenn Sie auch die Hände schminken!

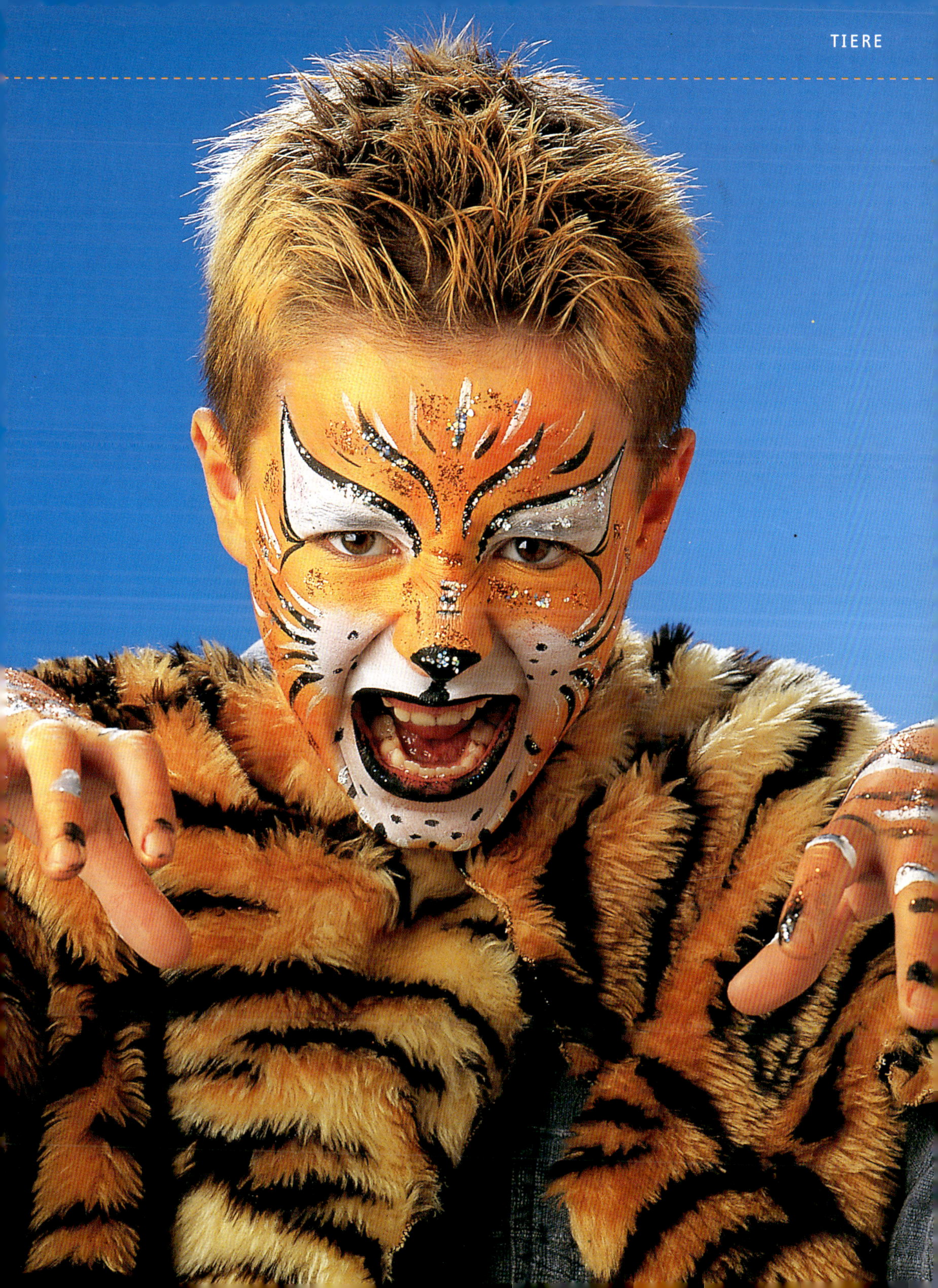

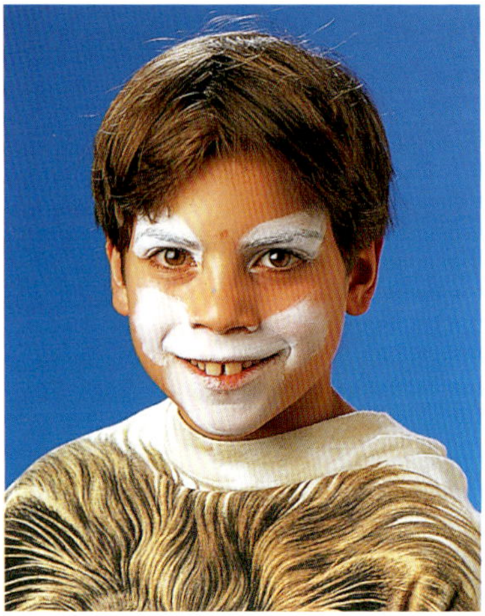

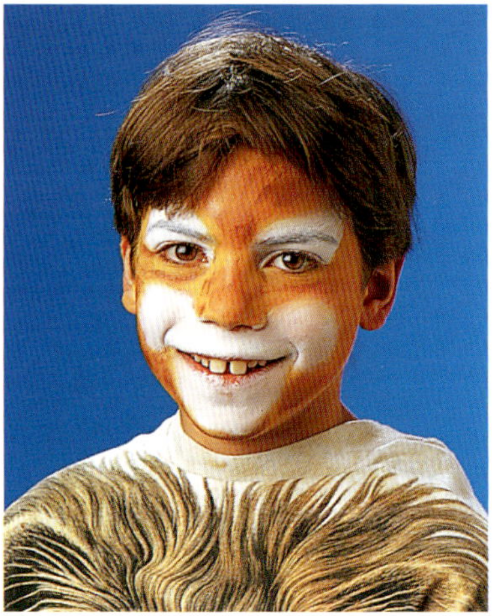

MATERIAL

* wasserlösliche Schminkfarben in Weiß, Perlglanz-Gelb, Perlglanz-Kupfer und Schwarz
* Glitzer in Gold-Juwel-Glitzer (grob), Gold-Juwel-Glitzer (mittel) und Goldenorange
* Rund-Pinsel in Größe 3
* Schminkschwämmchen

# Löwe

## der König der Tiere

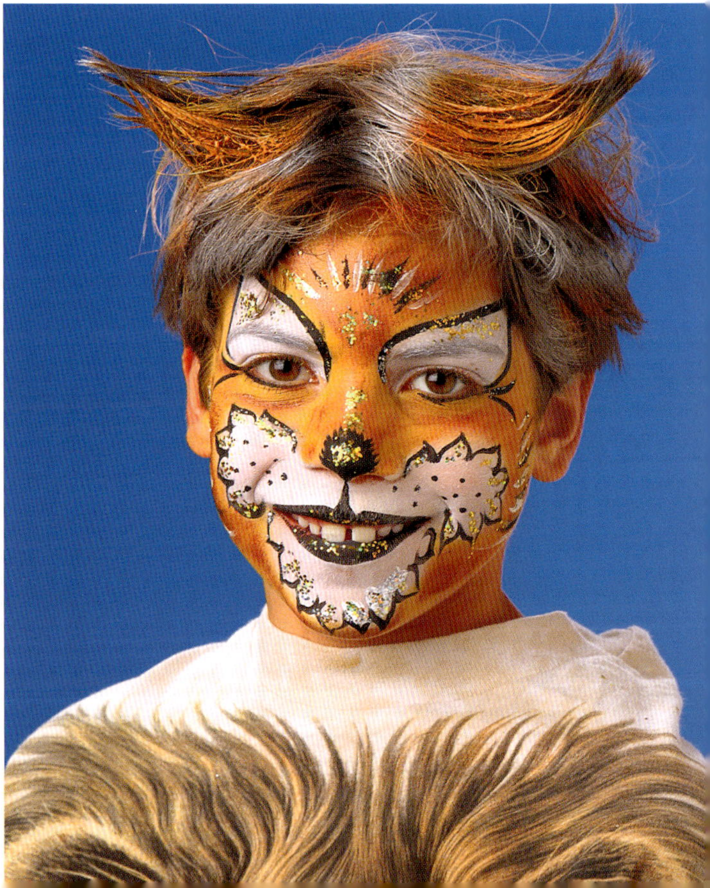

1 Tragen Sie zunächst mit dem Schwämmchen eine weiße Grundierung um Augen und Mund auf.

2 Die übrigen Gesichtspartien grundieren Sie mit Perlglanz-Gelb und anschließend mit Perlglanz-Kupfer, das Sie jedoch „fleckig" auftragen.

3 Malen Sie mit dem Pinsel abwechselnd weiße und schwarze „Haare" auf die Stirn. Umranden Sie die weißen Grundierungen der Maske wie dargestellt in Schwarz und malen Sie ein paar Punkte auf die Wangen. Rollen Sie mit dem Pinsel reichlich groben und mittleren Gold-Juwel-Glitzer und goldenorangefarbenen Glitzer auf.

# Dalmatiner

## mit super Punkten

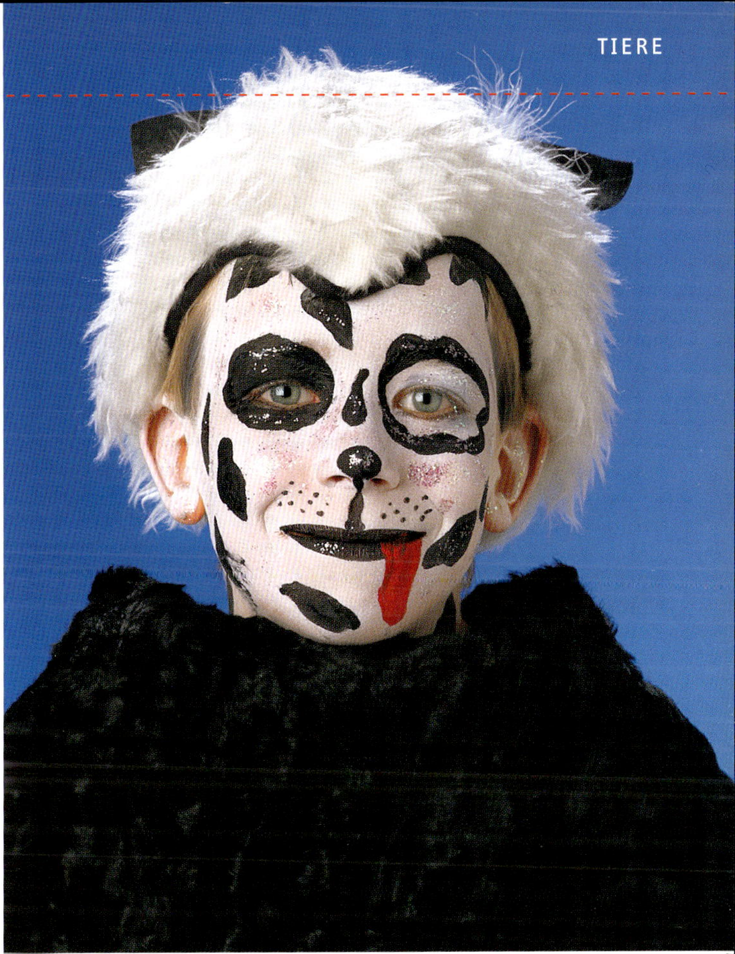

**1** Grundieren Sie mit einem Schwämmchen das ganze Gesicht gut deckend in Weiß, indem Sie die Farbe kräftig auftupfen. Ziehen Sie an den unteren Wimpernrändern mit einem dünnen Pinsel eine zarte schwarze Linie.

**2** Verteilen Sie mit einem Pinsel unterschiedlich große schwarze Flecken über das ganze Gesicht und vor allem um beide Augen. Malen Sie jedoch den Fleck an einem Auge nicht vollständig schwarz aus. Tupfen Sie kleine schwarze Punkte oberhalb der Oberlippe auf und malen Sie die Nasenspitze und den Mund schwarz aus.

**3** Malen Sie eine hellrote Zunge und tupfen Sie reichlich groben Juwel-Glitzer, Perlmutt-Glitzer und königsroten Glitzer über die ganze Maske.

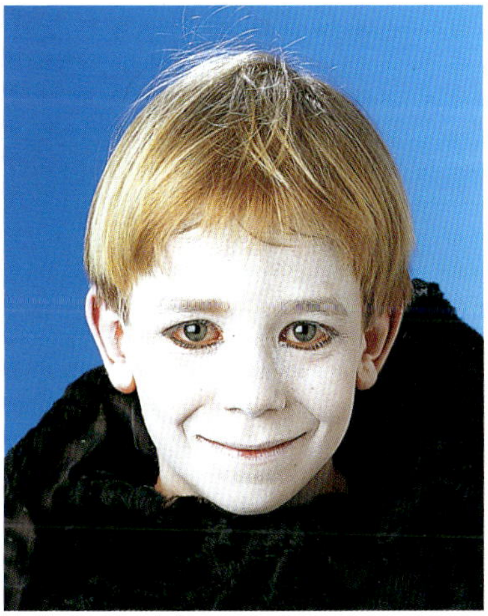

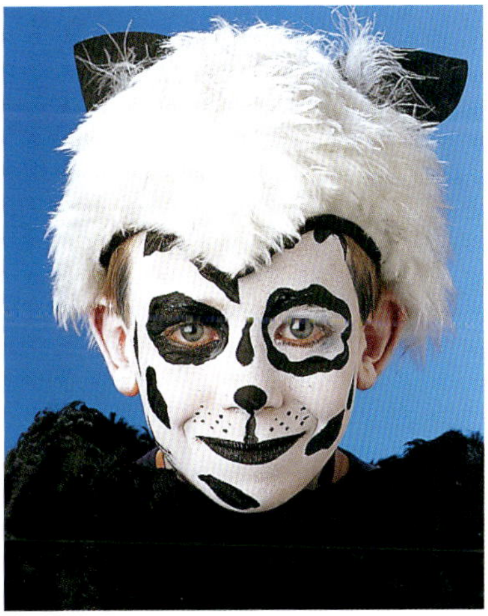

**MATERIAL**

* wasserlösliche Schminkfarben in Weiß, Schwarz und Hellrot
* Glitzer in Juwel-Glitzer (grob), Perlmutt-Glitzer (irisierend) und Königsrot
* Rund-Pinsel in Größe 1 und 3
* Schminkschwämmchen

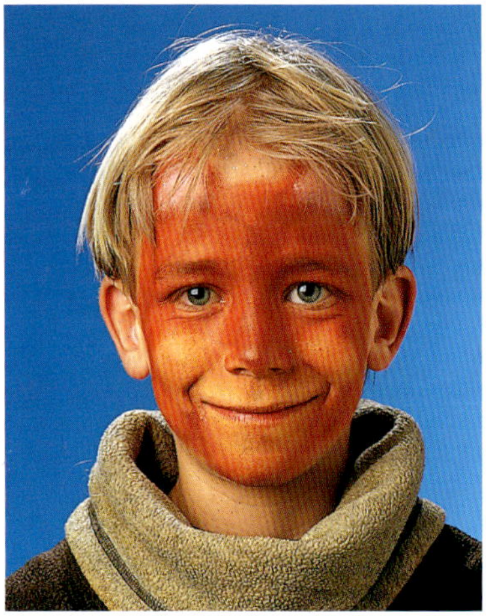

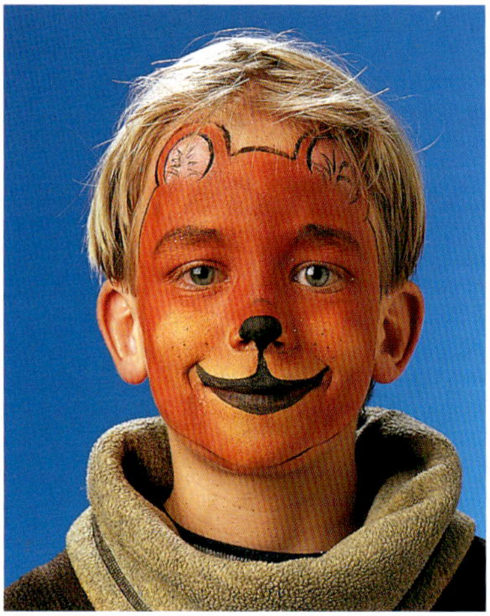

Dieses niedliche Bärchen wird durch die Details, wie Augen, Nase und Mund, zu einem echten Hingucker.

# Honig-Bärchen

## wirklich niedlich

**MATERIAL**

* wasserlösliche Schminkfarben in Perlglanz-Gelb, Rostbraun, Hellpink und Schwarz
* Glitzer in Juwel-Glitzer (grob) und Gold-Juwel-Glitzer (grob)
* Rund-Pinsel in Größe 3
* Schminkschwämmchen

1 Beginnen Sie diese Maske mit einer perlglanz-gelben Grundierung um den Mund. Färben Sie das übrige „Bärengesicht" rostbraun und die kleinen „Bärenöhrchen" auf der Stirn hellpink.

2 Mit einem Pinsel malen Sie Nase und Mund, die Sie mit einer senkrechten Linie verbinden, in Schwarz. Konturieren Sie ebenfalls mit Schwarz die gesamte Maske sowie die Ohren und ziehen Sie die Augenbrauen leicht nach. In die Ohren zeichnen Sie feine schwarze Striche.

3 Rollen Sie mit einem feuchten Pinsel reichlich groben Juwel-Glitzer und Gold-Juwel-Glitzer über die ganze Maske.

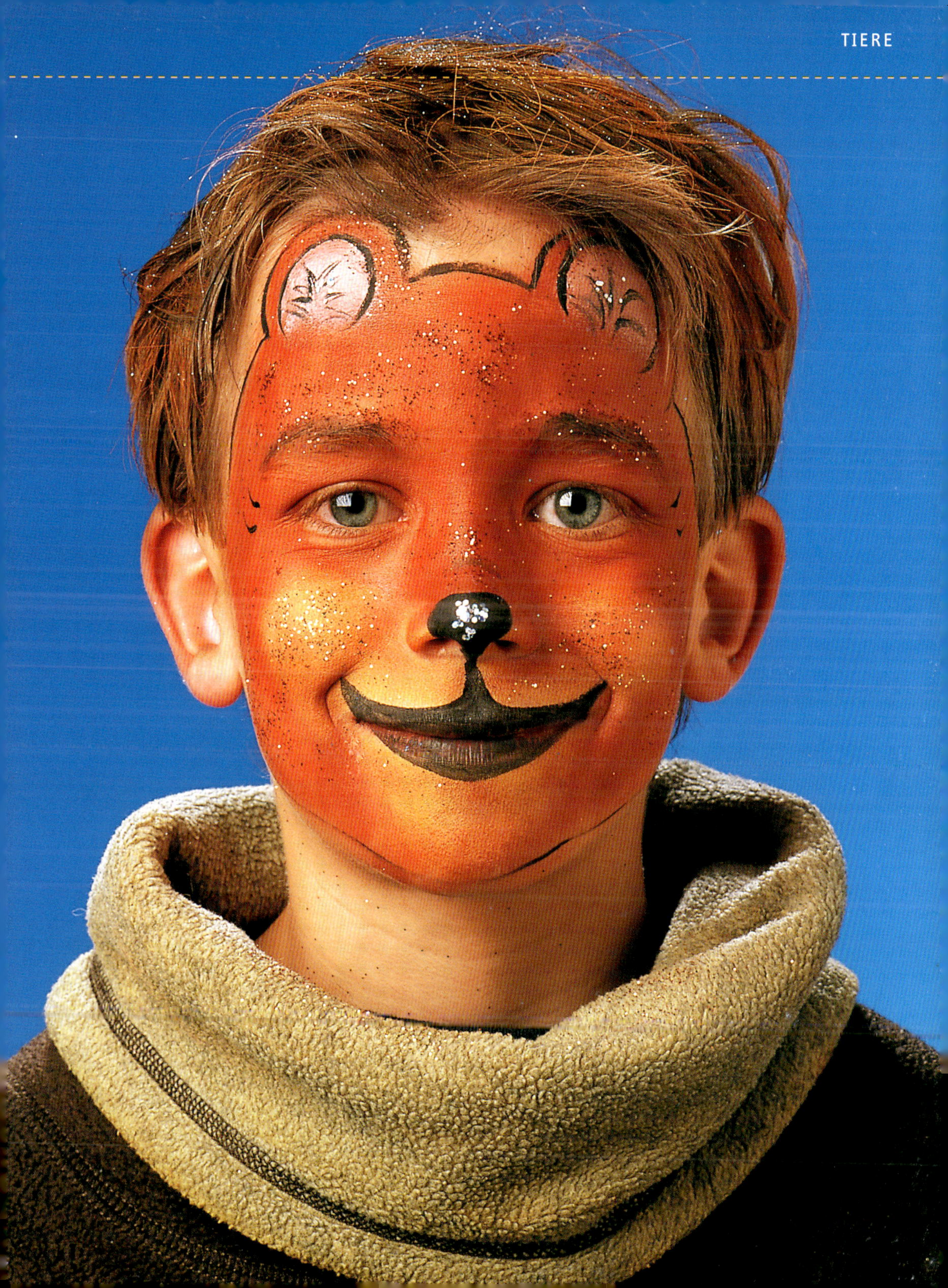

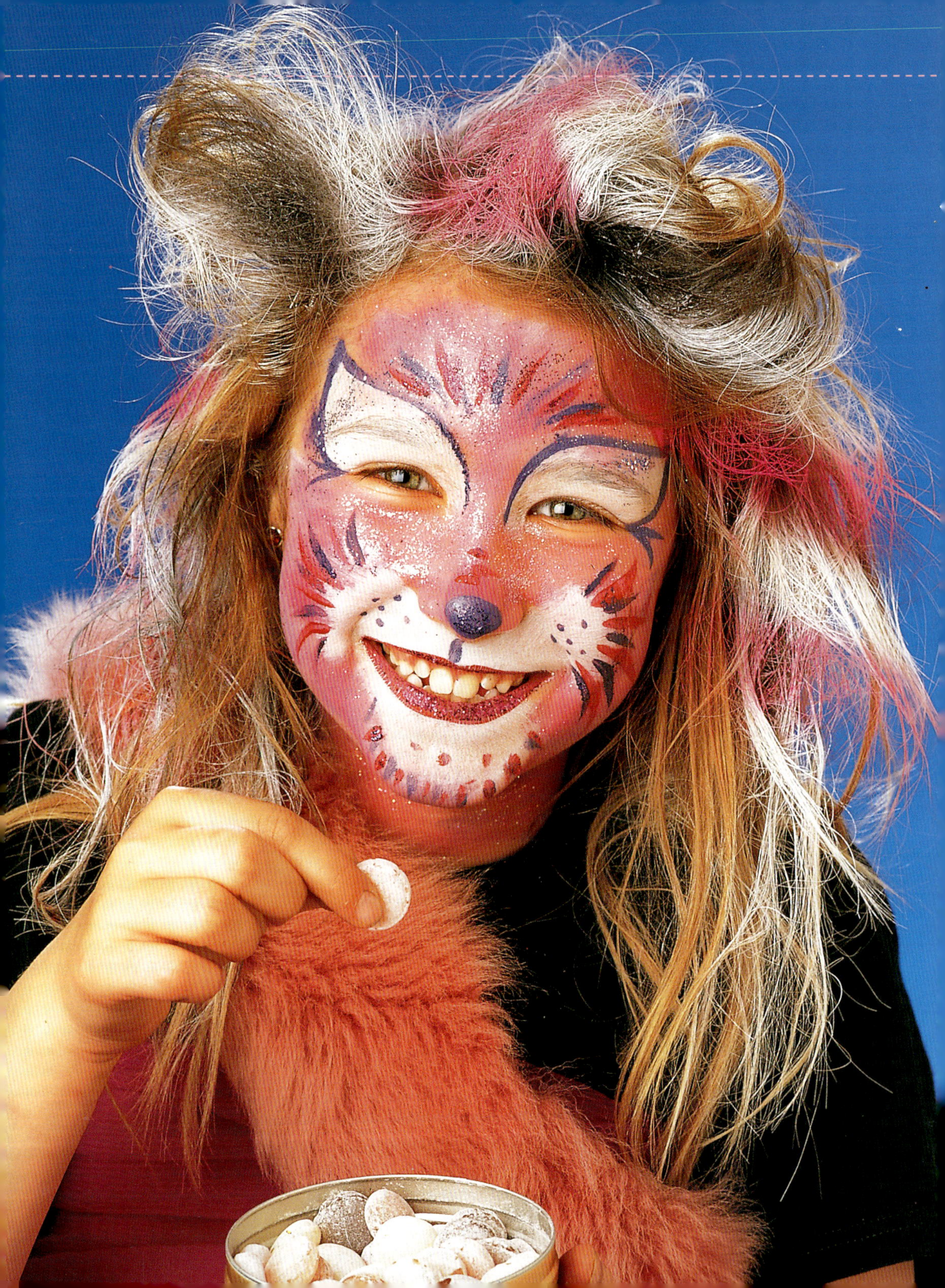

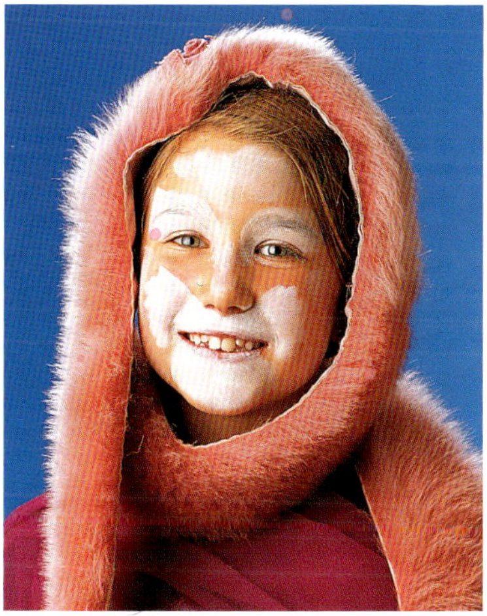

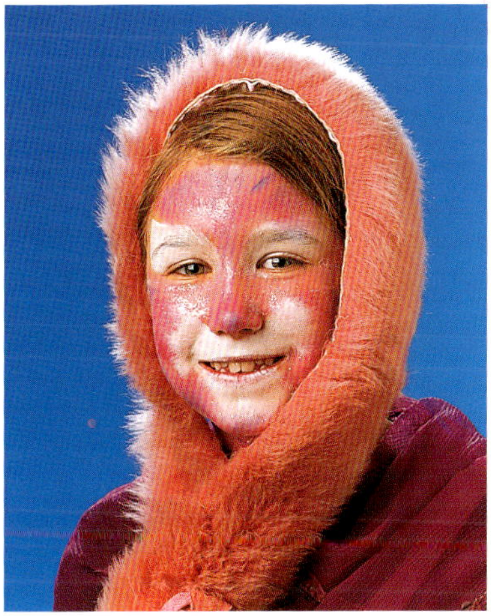

Ein hübsch drapiertes Fell wirkt immer elegant. Es unterstreicht wunderbar die leuchtenden Farben des Katzengesichts.

# Naschkätzchen

## immer auf der Suche nach Schleckereien

MATERIAL

* wasserlösliche Schminkfarben in Weiß, Hellpink, Lila, Fuchsiapink und Hellrot
* Glitzer in Perlmutt-Glitzer (irisierend) und Lila
* Rund-Pinsel in Größe 3
* Schminkschwämmchen
* evtl. Haarspray in Pink, Schwarz und Weiß

1 Grundieren Sie zunächst mit einem Schwämmchen großflächig um Augen und Mund in Weiß.

2 Die übrige Gesichtsfläche grundieren Sie in Hellpink, Lila und Fuchsiapink. Mit der Schwammkante tragen Sie in Lila den Felleffekt auf. Rollen Sie mit einem Pinsel großzügig Perlmutt-Glitzer als Highlight über verschiedene Stellen der Maske.

3 Konturieren Sie mit einem Pinsel die Augen in Lila und malen Sie einen großen lila Punkt auf die Nase. Verteilen Sie lilafarbene und rote Schnurrhaare auf Wangen und Stirn. Zum Schluss geben Sie lilafarbenen Glitzer über die Maske.

### Mein Tipp für Sie

**Raubtiermähne** Toupieren Sie die Haare wild durcheinander und fixieren Sie die Mähne mit einem stark festigenden Haarspray. Kolorieren können Sie die Haare entweder mit farbigem Haarspray oder mit wasserlöslicher Schminkfarbe und einem Schminkschwämmchen.

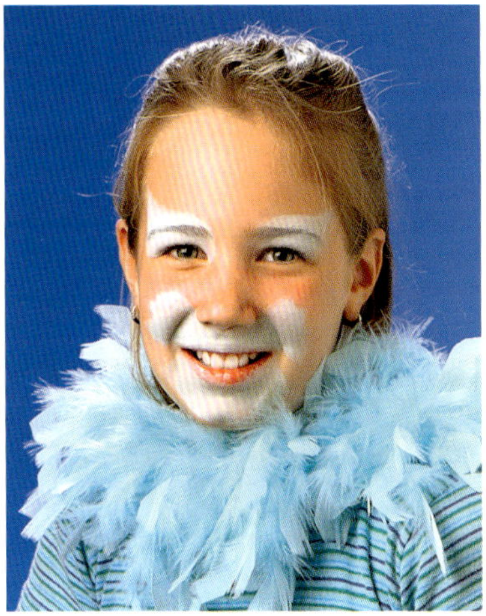 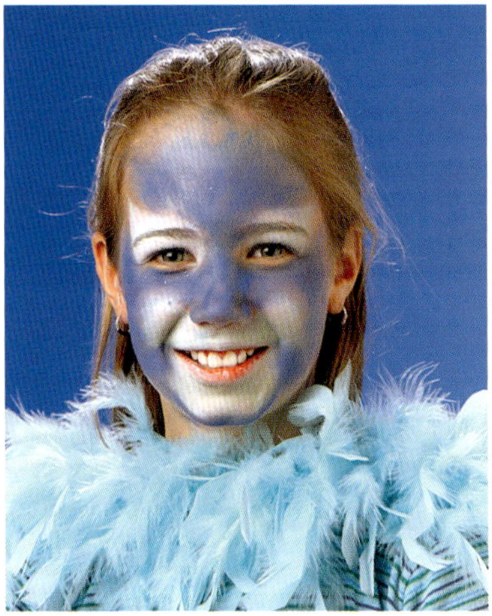

Dieses Glitzer-Kätzchen wirkt besonders durch die eisblauen Farben. Durch sie entsteht eine kühle Eleganz.

# Blaue Katze

## glitzert elegant und geheimnisvoll

**MATERIAL**

- wasserlösliche Schminkfarben in Weiß, Türkis, Himmelblau und Perlglanz-Blau
- Glitzer in Türkis
- Rund-Pinsel in Größe 3
- Schminkschwämmchen
- Haarspray in Weiß, Schwarz und Blau

1 Grundieren Sie zunächst mit einem Schwämmchen um Augen und Mund intensiv in Weiß und streichen Sie dann hauchdünn etwas Türkis darüber.

2 Die übrigen Gesichtsflächen grundieren Sie mit Himmelblau und Perlglanz-Blau. Tragen Sie beide Farben teilweise überlappend auf.

3 Fügen Sie mit einem Pinsel die charakteristischen Fell- und Schnurrhaare der Katze in Türkis, Weiß und Perlglanz-Blau ein. Umranden Sie die Augen mit Perlglanz-Blau und färben Sie die Lippen in der gleichen Farbe. Ebenfalls mit Perlglanz-Blau geben Sie einen großen Punkt auf die Nase und fügen ein paar Pünktchen ein. Geben Sie reichlich türkisfarbenen Glitzer über die ganze Maske.

**Mein Tipp für Sie**

**Effekte** Die Mähne wirkt noch effektvoller, wenn Sie Glitzerspray aufsprühen oder losen Glitzer darüber streuen. Wählen Sie entweder Silber- oder Goldglitzer oder einen auf die Schminkfarben abgestimmten Glitzer.

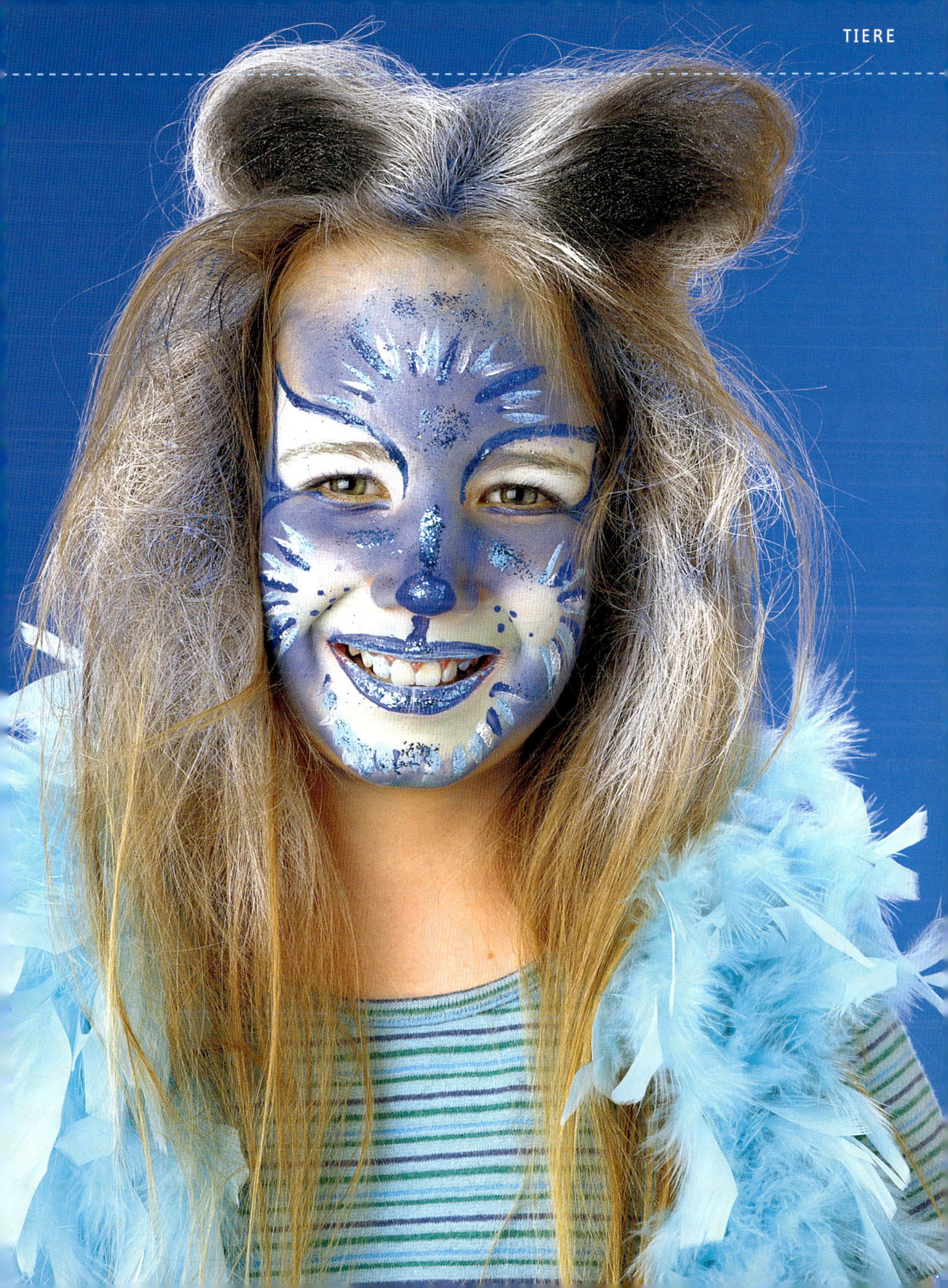

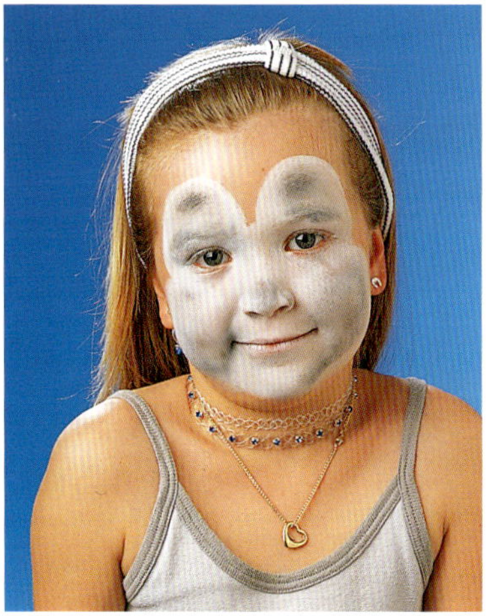

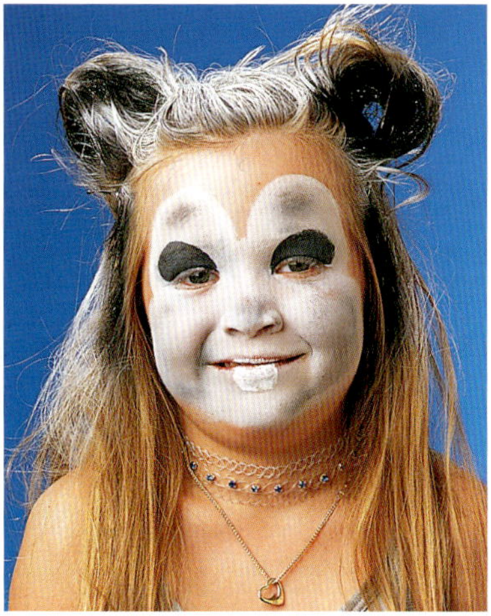

Auch ohne rosa Bäckchen ist dieses süße Mäuschen allerliebst.

# Zuckermäuschen

## hübscher Nager

**MATERIAL**

- wasserlösliche Schminkfarben in Weiß, Grau, Schwarz und Fuchsiapink
- Glitzer in Perlmutt-Glitzer (irisierend)
- Rund-Pinsel in Größe 3
- Schminkschwämmchen
- Haarspray in Schwarz und Weiß

1 Grundieren Sie mit einem Schwämmchen in Weiß und wenden Sie dabei die gleiche Technik an (zwei ineinander geschobene Herzen) wie beim Frosch auf Seite 8/9. Schraffieren Sie anschließend leicht mit grauer Farbe über die weiße Grundierung.

2 Mit einem Pinsel betonen Sie oberhalb der Augen in zwei großen schwarzen Bögen die gesamte Augenpartie, wodurch der Gesichtsausdruck dieser Maske noch niedlicher wirkt. Dem gleichen Zweck dienen die zwei Nagezähne, die Sie auf die Unterlippe mit Weiß malen.

3 Tragen Sie mit einem Schwämmchen zarte „Bäckchen" in Fuchsiapink auf. Umranden Sie die weiße Grundierung und die Zähne kräftig mit Schwarz und malen Sie schwarze Schnurrhaare und Pünktchen, eine schwarze Nasenspitze und Nasenlinien auf. Konturieren Sie auch unter den Augen in Schwarz. Geben Sie auf die weiß grundierte Fläche irisierenden Perlmutt-Glitzer.

**Mein Tipp für Sie**

**Nagezähne malen** Gestalten Sie die Zähne leicht über die Unterlippe hinaus – dann sieht man sie auch nach dem Verzehr eines Speiseeises noch.

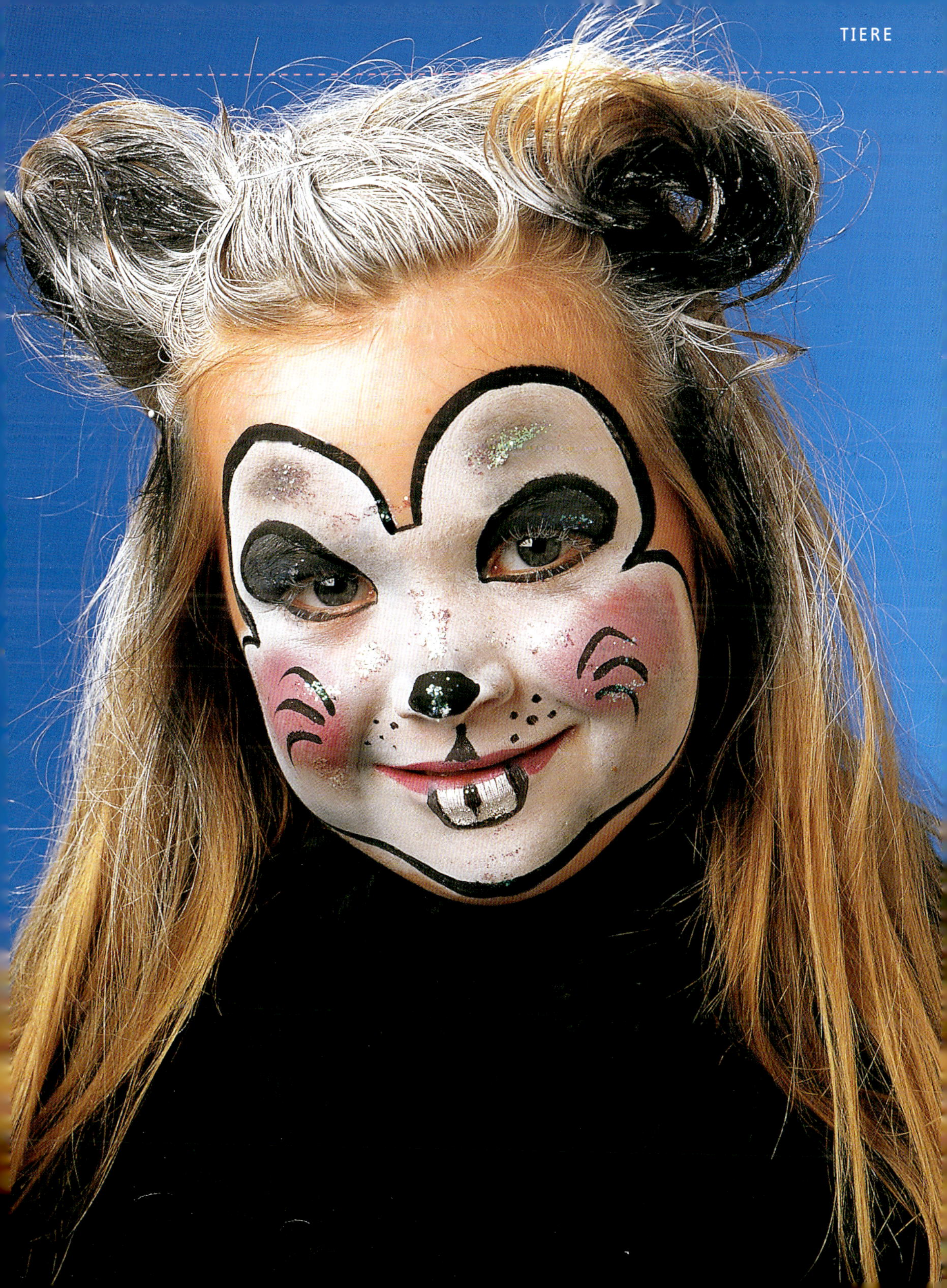

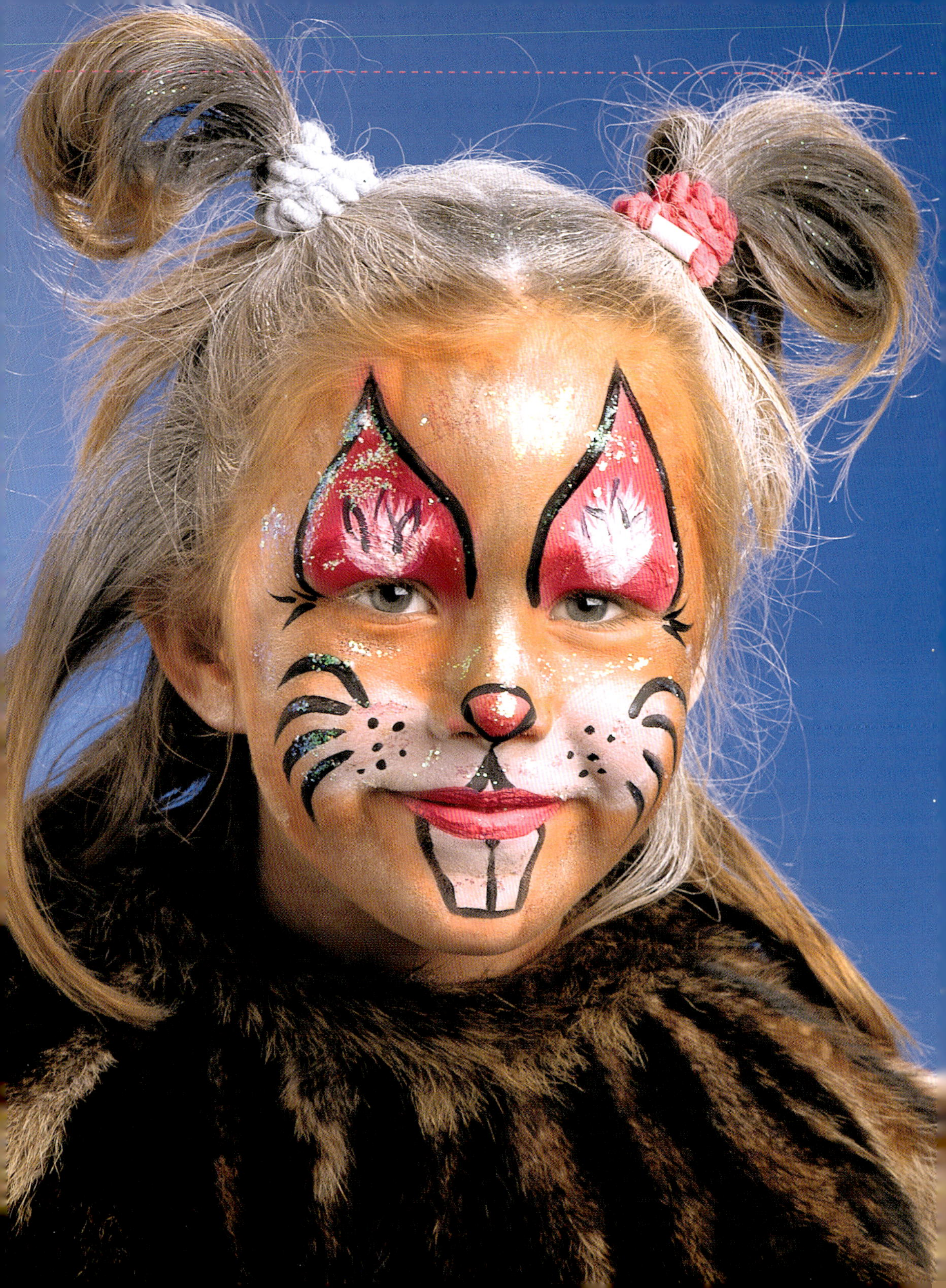

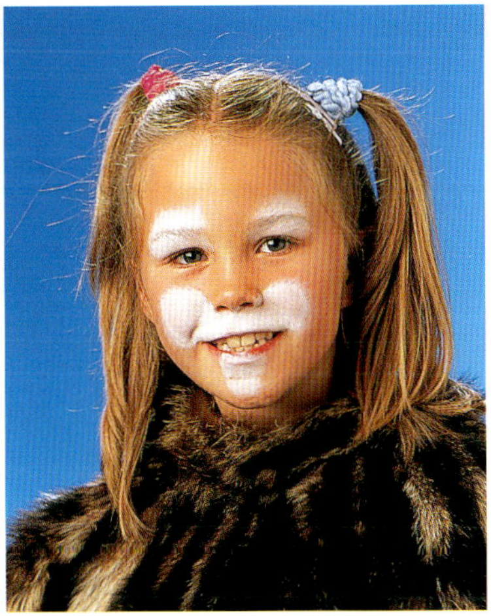

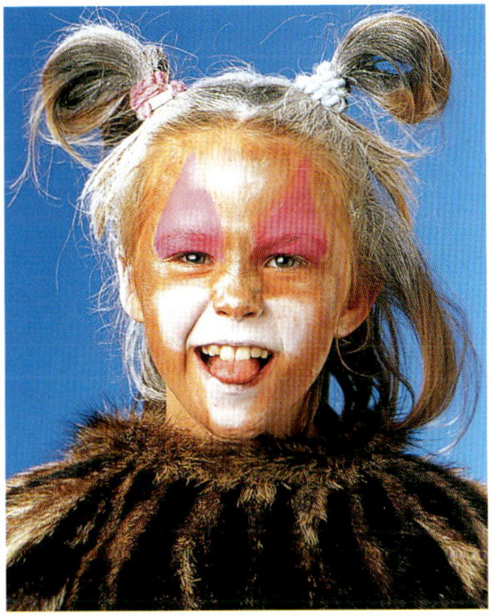

Ohrenzöpfe und ein kräftiges Pink bringen große Vorfreude auf hübschen Hoppelspaß.

# Häschen

## hübscher Hoppelspaß

MATERIAL

* wasserlösliche Schminkfarben in Weiß, Perlglanz-Kupfer, Fuchsiapink und Schwarz
* Glitzer in Perlmutt-Glitzer (irisierend)
* Rund-Pinsel in Größe 1 und 3
* Schminkschwämmchen

1 Grundieren Sie bei dieser Maske mit einem Schwämmchen sehr gut deckend in Weiß um Augen und Mund und dezent in Perlglanz-Kupfer den Rest des Gesichts.

2 Tragen Sie in Fuchsiapink „Öhrchen“ oberhalb der Augenbrauen mit einem Schwamm auf.

3 Tragen Sie zunächst mit einem dünnen Pinsel kleine weiße Striche auf die „Öhrchen“ auf. Umranden Sie mit einem mittelgroßen Pinsel Zähne und „Öhrchen“ in Schwarz. Auch ein Pünktchen in Fuchsiapink, das Sie auf die Nasenspitze tupfen, umranden Sie in Schwarz. Malen Sie schwarze Pünktchen, nach unten abgerundete Schnurrhaare und einen sich kurz über der Oberlippe teilenden Strich von der Nase zum Mund auf. Zeichnen Sie auf die weißen Striche der „Öhrchen“ ganz dünne schwarze Striche. Rollen Sie Perlmutt-Glitzer als Highlight auf verschiedene Stellen der Maske.

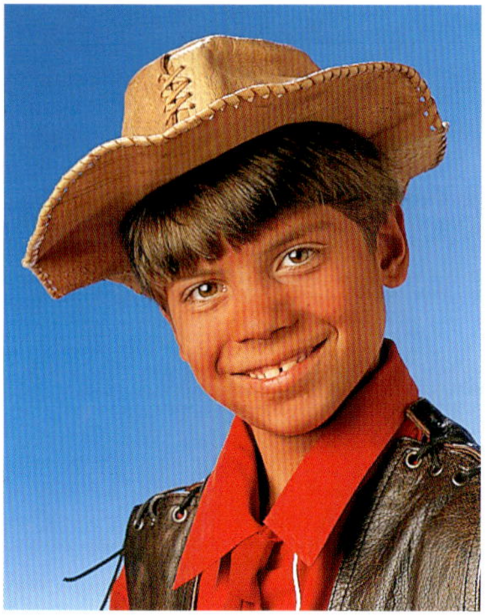

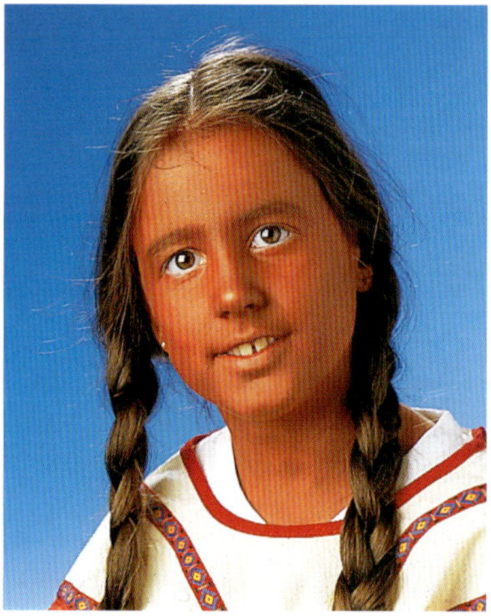

Zusätzlich lassen tolle Kostüme Cowboy und Squaw im wilden Westen Wirklichkeit werden.

# Cowboy und Squaw

## Treffen im wilden Westen

MATERIAL
* Glitzer in Juwel-Glitzer (mittel)
* Rund-Pinsel in Größe 3
* Schminkschwämmchen

COWBOY
* wasserlösliche Schminkfarben in Texas Dirt Powder (alternativ: Rostbraun), Königsrot und Schwarz
* Puderpinsel

SQUAW
* wasserlösliche Schminkfarben in Rostbraun, Gelb, Hellrot, Smaragdgrün und Saphirblau

### Cowboy

**1** Grundieren Sie das Gesicht – am besten mit einem Puderpinsel – mit Texas Dirt Powder oder alternativ mit einem Schminkschwämmchen und rostbrauner wasserlöslicher Schminkfarbe.

**2** Tragen Sie mit einem Rund-Pinsel eine rote Narbe oder eine Schnittwunde auf. Dazu ziehen Sie eine schwarze Linie, auf die Sie anschließend Königsrot auftupfen. Senkrecht zur Linie malen Sie schwarze Narbenstiche. Mit dem gleichen Pinsel malen Sie sehr kräftige schwarze Augenbrauen, einen buschigen Bart und dünne Falten auf. Geben Sie auf die schwarzen haarigen Stellen mit dem Pinsel etwas mittleren Juwel-Glitzer.

### Squaw

**1** Grundieren Sie das ganze Gesicht gründlich mit einem leicht feuchten Schwämmchen in Rostbraun.

**2** Malen Sie in grellen Farben – wir haben uns für Gelb, Hellrot, Smaragdgrün und Saphirblau entschieden – geometrische Muster wie Zickzack-Linien, Dreiecke und Punkte dekorativ verteilt über die ganze Maske. Geben Sie nur etwas mittleren Juwel-Glitzer auf einige der Verzierungen.

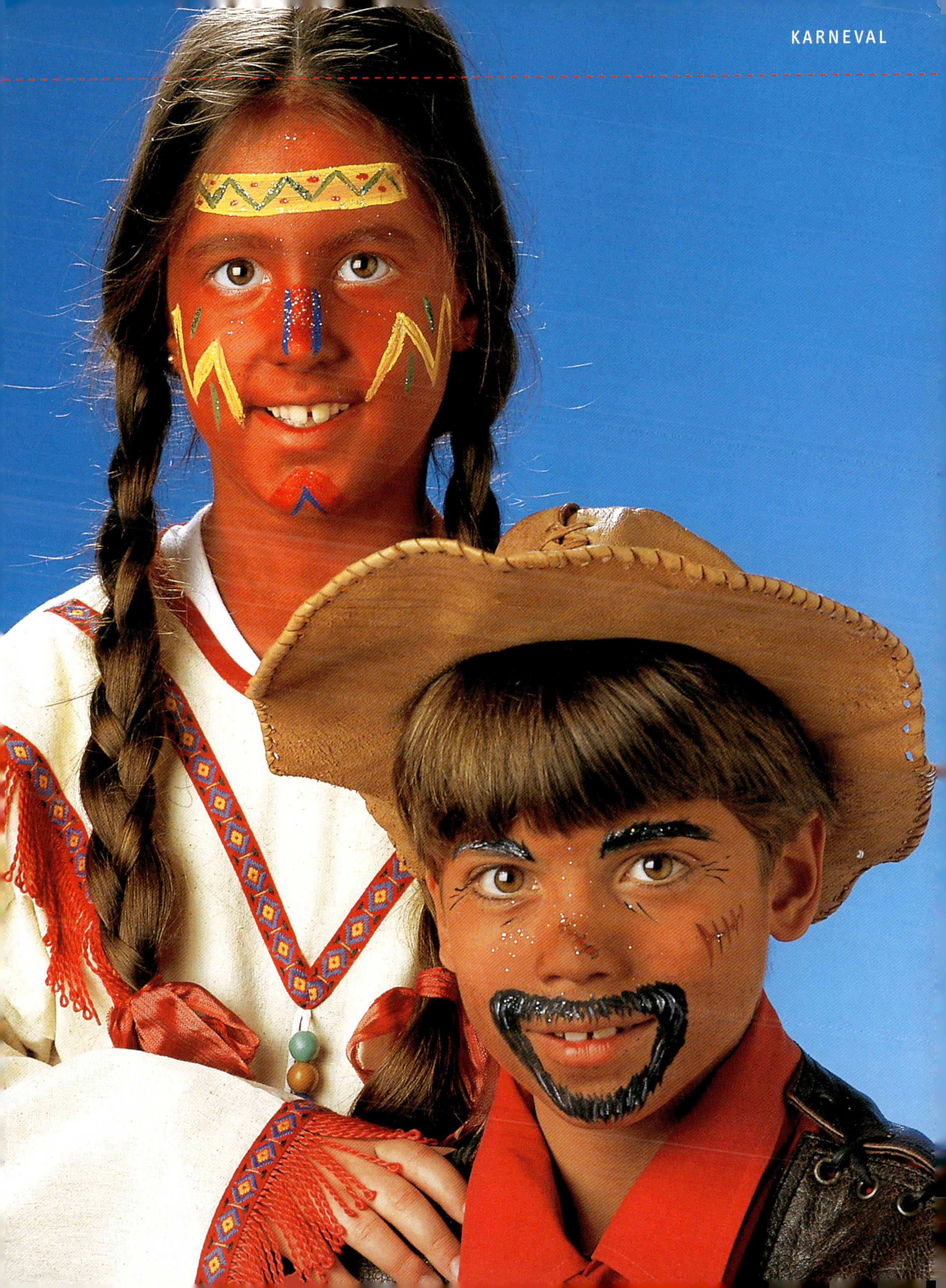

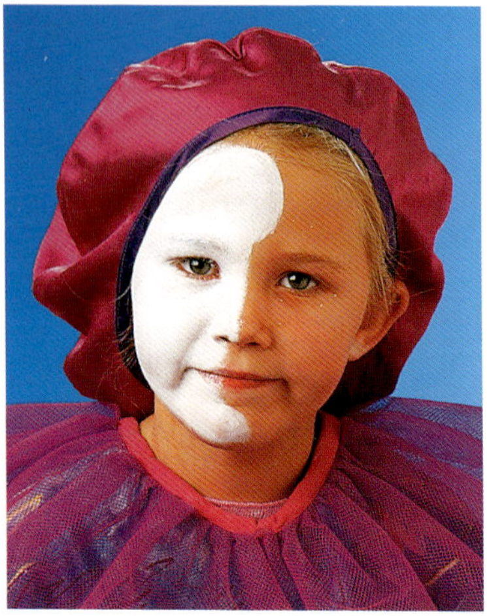

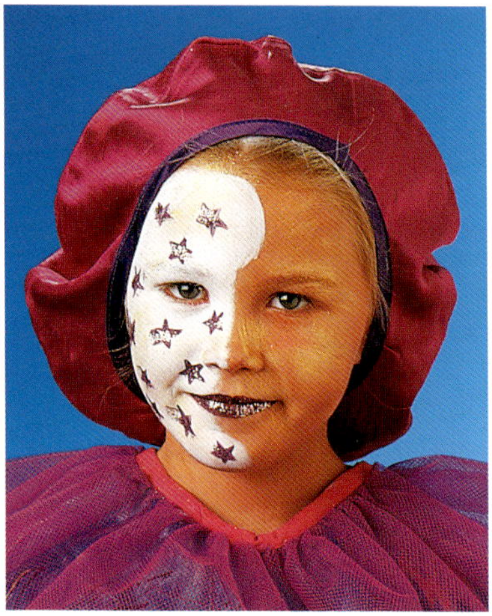

Die vielen glitzernden Sterne machen diesen Pierrot zu einem funkelnden Ereignis.

# Sternen-Pierrot

## Star der Manege

**MATERIAL**

* wasserlösliche Schminkfarben in Weiß (oder Clown-Weiß), Perlglanz-Gold, Perlglanz-Lila und Lila
* Glitzer in Juwel-Glitzer (grob) und Juwel-Glitzer (mittel)
* Rund-Pinsel in Größe 3
* Schminkschwämmchen

1 Grundieren Sie eine Gesichtshälfte mit einem Schwämmchen in Weiß.

2 Schraffieren Sie mit einem Schwämmchen über die andere Gesichtshälfte dünn mit Perlglanz-Gold. Über die weiße Grundierung legen Sie ebenfalls mit einem Schwämmchen einen ganz leichten Schimmer von Perlglanz-Gold. Bemalen Sie die Lippen mit einem Pinsel in Perlglanz-Lila und verteilen Sie über die weiße Grundierung Sterne in der gleichen Farbe. Tupfen Sie mit dem Pinsel als Highlight groben Juwel-Glitzer auf ausgewählte Stellen.

3 Konturieren Sie die weiße Grundierung mit Lila. Auf die golden grundierte Gesichtshälfte malen Sie lilafarbene Schnörkel und Sterne auf. Verzieren Sie diese Ornamente reichlich mit mittlerem und grobem Juwel-Glitzer.

**Mein Tipp für Sie**

**Farben verwenden** Statt normaler wasserlöslicher Schminkfarbe können Sie auch ein wasserlösliches Clown-Weiß verwenden. Dieses müssen Sie – falls es mal schnell gehen muss – nicht mit Wasser anrühren und es deckt sehr überzeugend.

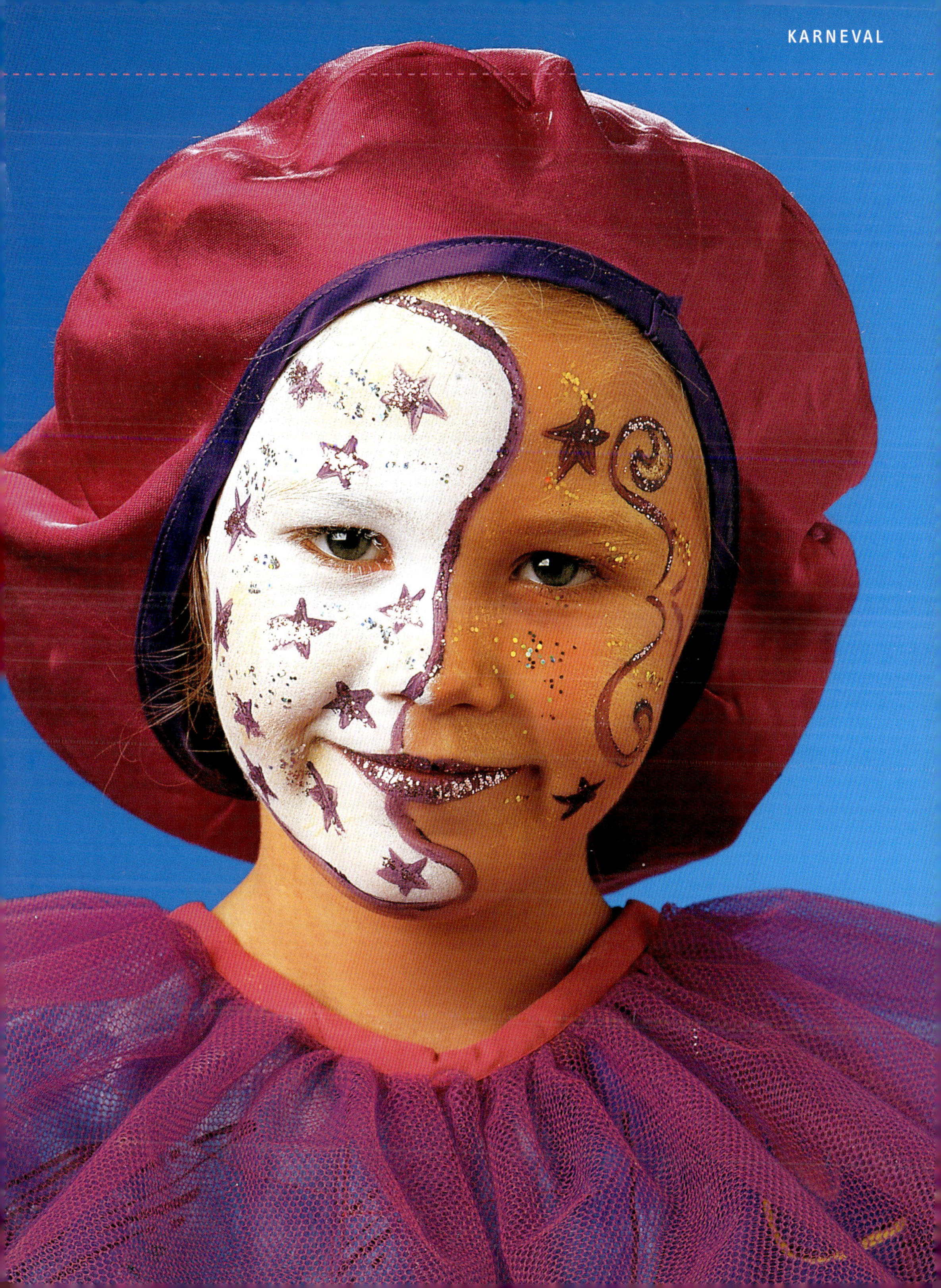

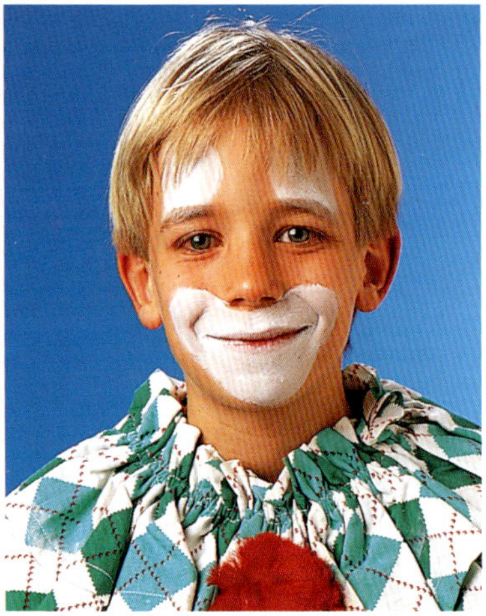

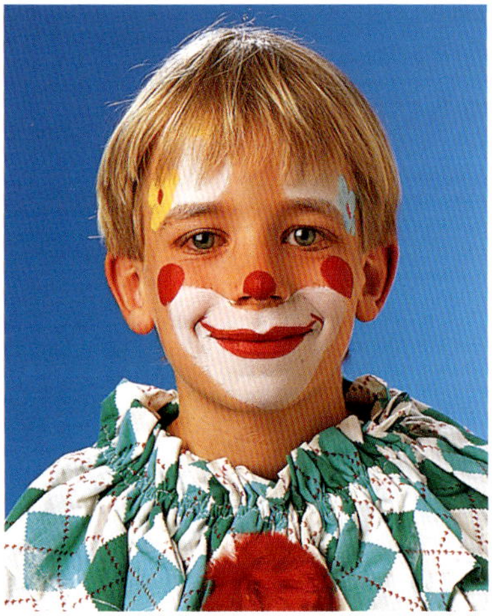

Dieser Artist sorgt für Erstaunen und sehr große Freude.

# Zirkus-Clown

## sorgt für Spaß

MATERIAL

* wasserlösliche Schminkfarben in Weiß, Türkis, Gelb, Hellrot und Himmelblau
* Glitzer in Juwel-Glitzer (mittel) und Juwel-Glitzer (grob)
* Rund-Pinsel in Größe 3
* Katzenzungen-Pinsel in Größe 4
* Schminkschwämmchen

1 Grundieren Sie einen klassischen großen Clownsmund mit einem Schwämmchen in Weiß. Auch oberhalb der Augen tragen Sie eine nach oben abgerundete und nach unten mit den Augenbrauen abschließende weiße Fläche auf.

2 Links und rechts auf der Stirn malen Sie mit einem Pinsel ein türkisfarbenes und ein gelbes Blümchen auf. Setzen Sie in die Mitte beider Blümchen je einen hellroten Punkt. Auch auf Wangen und Nase malen Sie große hellrote Punkte. Schließlich färben Sie den Mund in derselben Farbe.

3 Konturieren Sie die Augen und die Blümchen in Himmelblau. Links und rechts über den Augen malen Sie einen senkrechten Strich in der gleichen Farbe und setzen einen roten Punkt darüber. Den Clownsmund fassen Sie im unteren Teil mit Himmelblau ein und lassen die Kontur in Wangenhöhe geschwungen auslaufen. Tragen Sie etwas mittleren und groben Juwel-Glitzer auf.

**Mein Tipp für Sie**

**Konturenschärfe** Bei dieser Maske ist die Konturenschärfe sehr wichtig. Möglicherweise schaffen Sie diese Genauigkeit leichter mit einem Pinsel der Größe 4 in Katzenzungen-Form (Lippen-Pinsel).

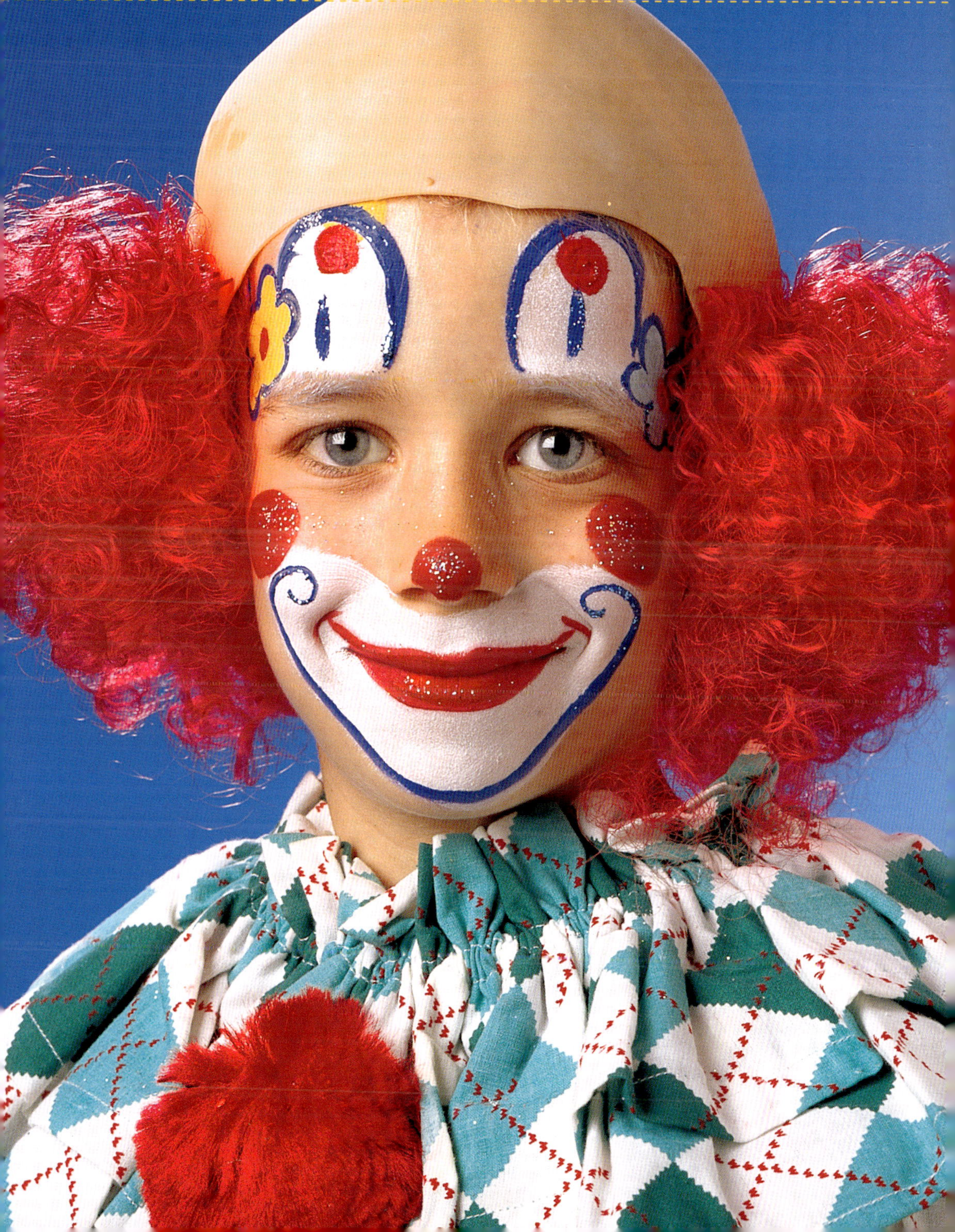

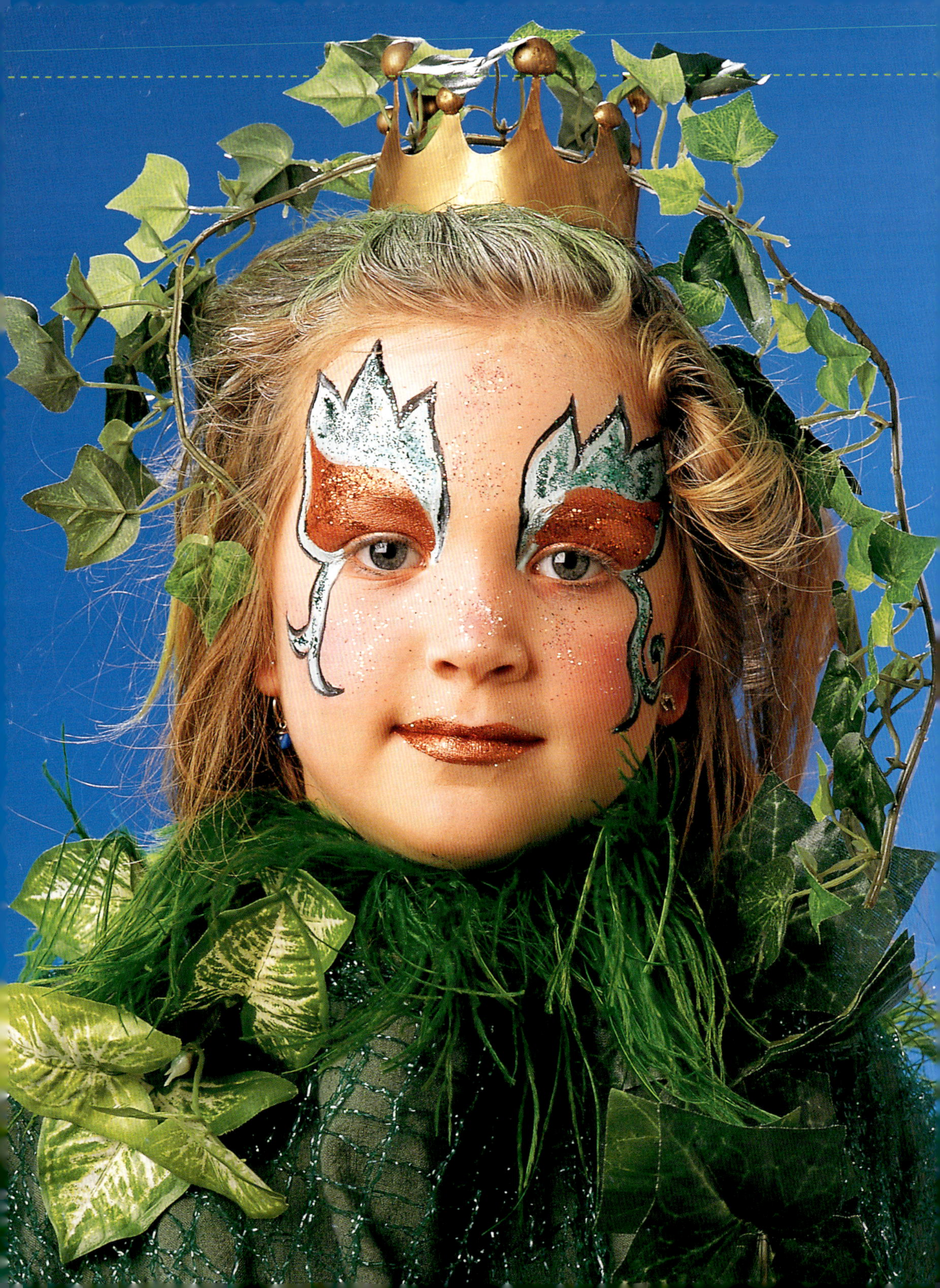

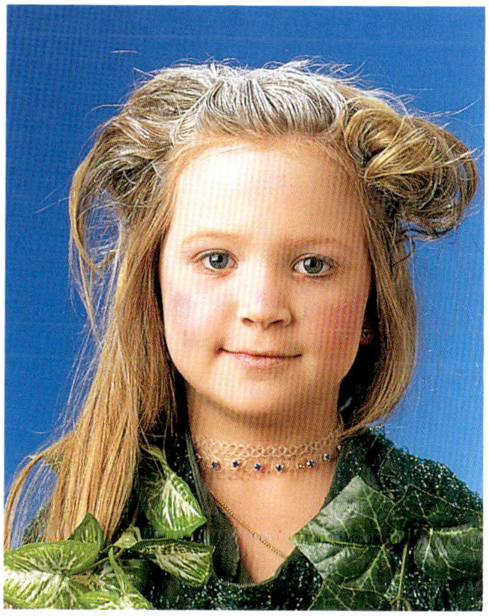

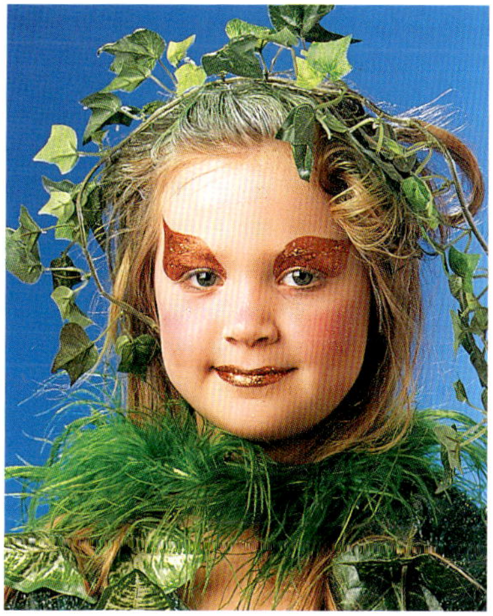

Magisch geschwungene Augen und leuchtend grüne Farben lassen ein Traumwesen tatsächlich wahr werden.

# Waldprinzessin

## ein echtes Fabelwesen

MATERIAL

* wasserlösliche Schminkfarben in Hautfarben, Hellpink, Perlglanz-Kupfer, Pastellgrün und Schwarz
* Glitzer in Perlmutt-Glitzer (irisierend), Kupfer und Smaragdgrün
* Rund-Pinsel in Größe 1, 3 und 8
* Schminkschwämmchen

1 Grundieren Sie das Gesicht mit einem kaum feuchten Schwämmchen hautfarben. Legen Sie auf die Wangen mit Hellpink ein leichtes Rouge auf. Streuen Sie dezent etwas irisierenden Perlmutt-Glitzer über die Grundierung.

2 Betonen Sie Augen und Lippen mit einem mittelgroßen Rund-Pinsel in Perlglanz-Kupfer und geben Sie kupferfarbenen Glitzer darüber.

3 Tragen Sie mit einem großen Pinsel oberhalb der Augen - direkt an die kupferfarbenen Flächen – anschließend Pastellgrün blätterförmig auf. Unterhalb der Augen tragen Sie lang gezogene pastellgrüne Schnörkel auf. Konturieren Sie alle Ornamente mit einem dünnen Pinsel mit Schwarz und tupfen Sie auf die pastellgrünen Stellen reichlich smaragdgrünen Glitzer.

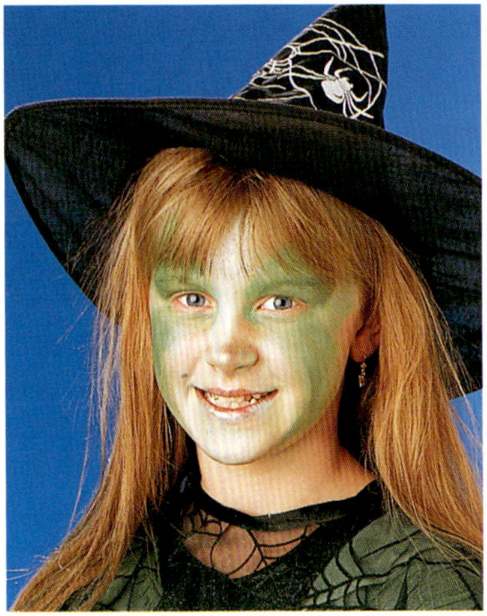

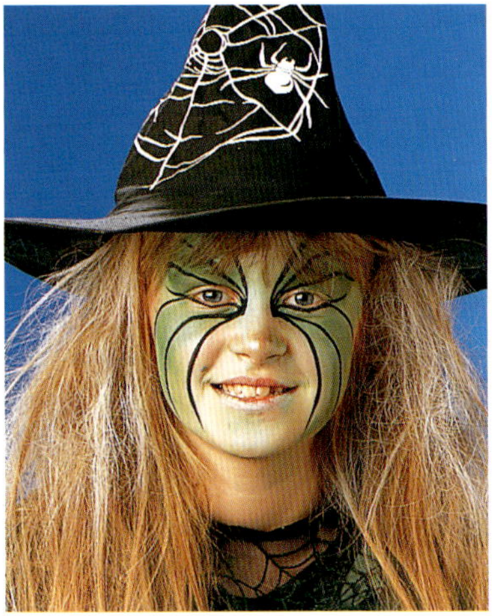

Hut und Spinnennetz sorgen für echten Hexenspaß. Wen wird sie wohl verzaubern?

# Gute Hexe

## mit echten Zauberkräften

**MATERIAL**

* wasserlösliche Schminkfarben in Pastellgrün, Perlglanz-Grün und Schwarz
* Glitzer in Smaragdgrün und Juwel-Glitzer (grob)
* Flach-Pinsel in Größe 4
* Schminkschwämmchen

1 Schraffieren Sie mit einem feuchten Schwämmchen in Pastellgrün eine unregelmäßige Grundierung über das Gesicht.

2 Tragen Sie mit einem Flach-Pinsel flächenförmig schwarze Linien von der Nasenwurzel ausgehend über beide Gesichtshälften auf.

3 Verbinden Sie mit einem Pinsel spinnennetzartig die vorhandenen schwarzen Linien miteinander und färben Sie die Lippen schwarz. Rollen Sie mit einem feuchten Pinsel reichlich smaragdgrünen Glitzer und groben Juwel-Glitzer über die Maske.

### Mein Tipp für Sie

**Unregelmäßige Grundierung** Sie brauchen nur das Schwämmchen etwas feuchter als normalerweise empfohlen anzusprühen: So erzielen Sie leicht den sonst nicht gewünschten – unregelmäßigen, streifigen Effekt. Geben Sie anschließend etwas Perlglanz-Grün über beide Gesichtshälften von der Stirn bis zum Kinn.

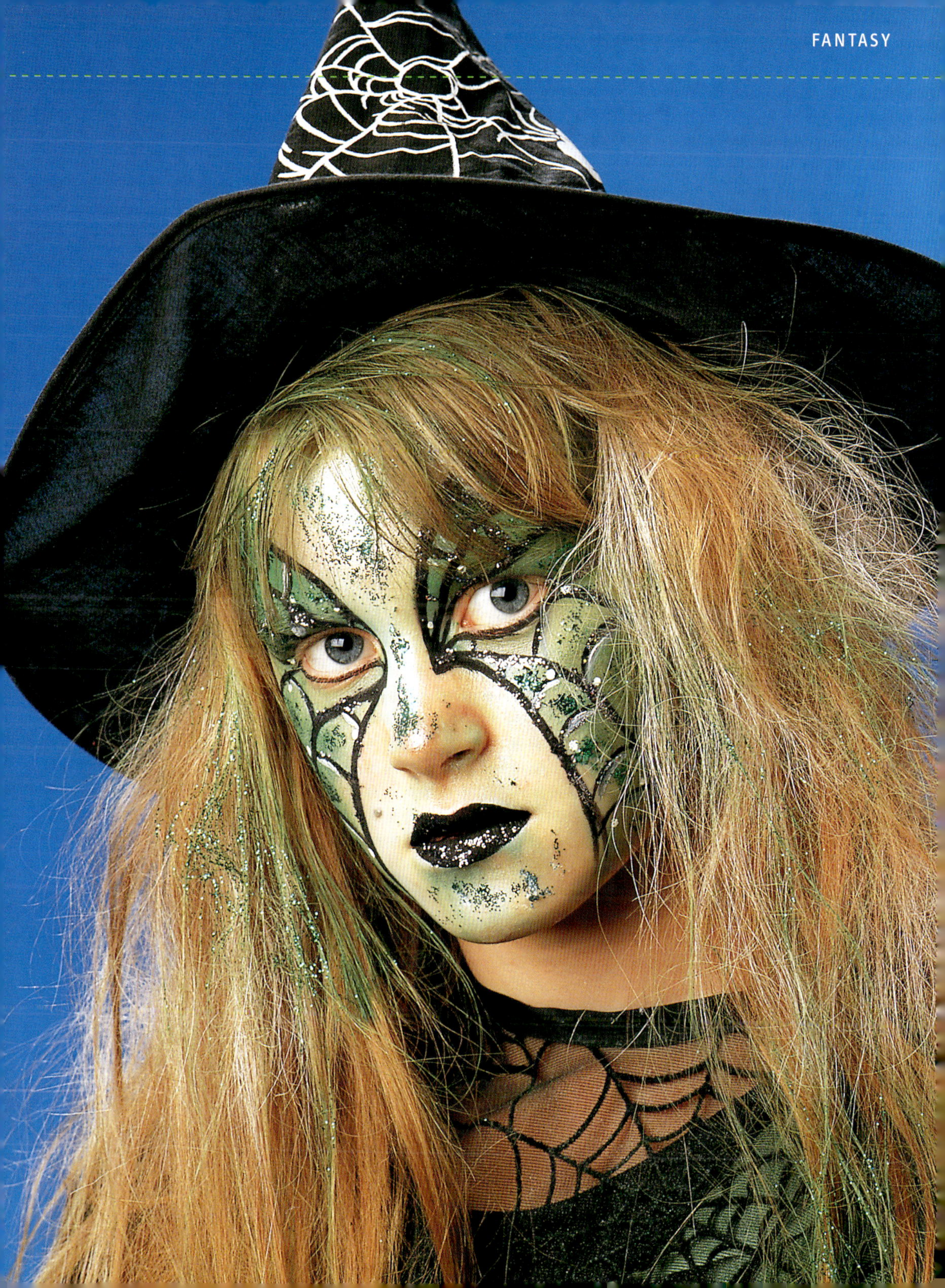

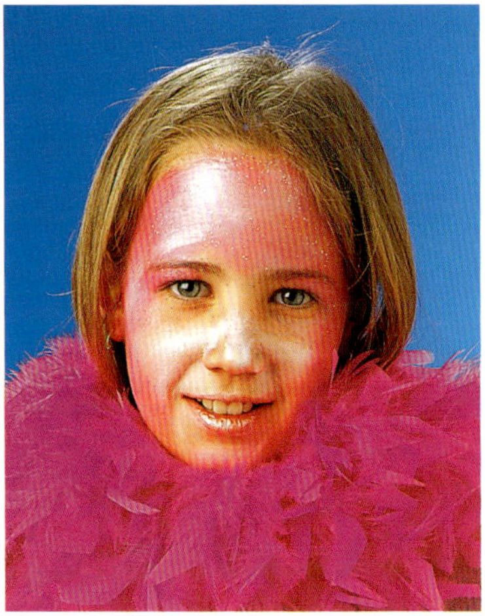

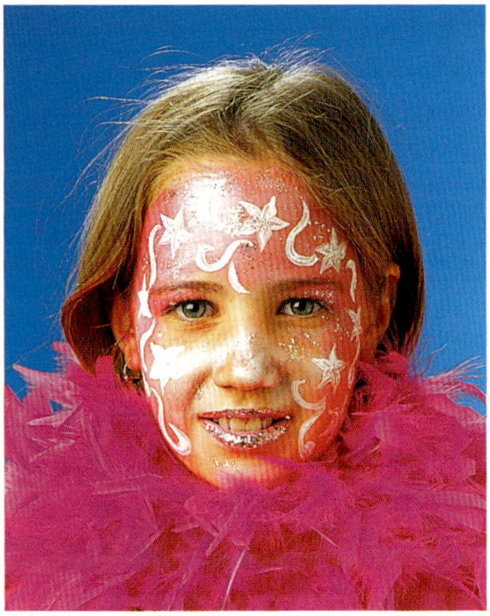

MATERIAL
- wasserlösliche Schminkfarben in Fuchsiapink, Perlglanz-Silber, Weiß, Hellpink, Hellrot, Gelb und Lila
- Glitzer in Perlmutt-Glitzer (irisierend), Pink, Rosé und Juwel-Glitzer (grob)
- Rund-Pinsel in Größe 1 und 3
- Schminkschwämmchen

# Elfe

## einfach bezaubernd

1 Grundieren Sie mit einem Schwämmchen beide Gesichtshälften kräftig mit Fuchsiapink und – etwas zurückhaltender – mit Perlglanz-Silber auf der Stirn und im oberen Wangenbereich. Streuen Sie jetzt bereits etwas Perlmutt- sowie pinkfarbenen Glitzer über die Maske.

2 Malen Sie mit einem Pinsel weiße Blüten und Schnörkel über Ihre Grundierung. Auf die Lippen geben Sie Hellpink und roséfarbenen Glitzer.

3 Runden Sie die Schnörkel und Blüten mit einem feinen Pinsel in Hellrot, Gelb und Lila ab. Rollen Sie stellenweise etwas groben Juwel-Glitzer auf.

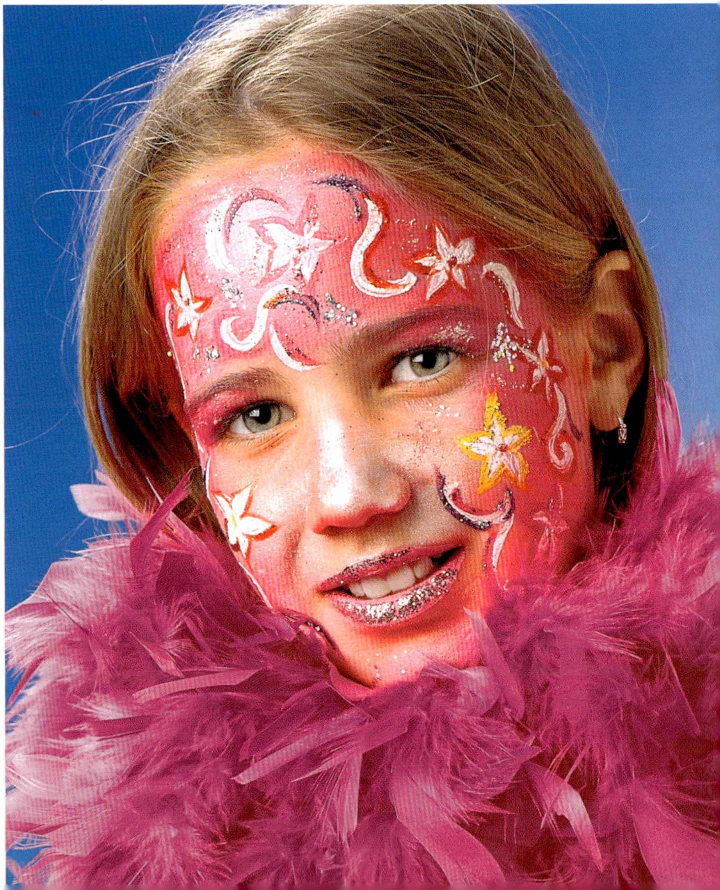

# Zauberfee

## erfüllt drei Wünsche

1 Grundieren Sie mit einem Schwamm auch bei dieser Maske in Pink, hier bevorzugen wir jedoch Perlglanz-Pink.

2 Tragen Sie mit einem Rund-Pinsel unterschiedliche weiße Schnörkel über die ganze Maske verteilt auf.

3 Verfeinern Sie die Schnörkel und Ornamente mit Hellpink und Lila. Auf die Lippen tragen Sie Hellpink auf und verzieren sie mit roséfarbenem Glitzer. Rollen Sie mit einem feuchten Pinsel stellenweise groben Juwel-Glitzer über die Maske.

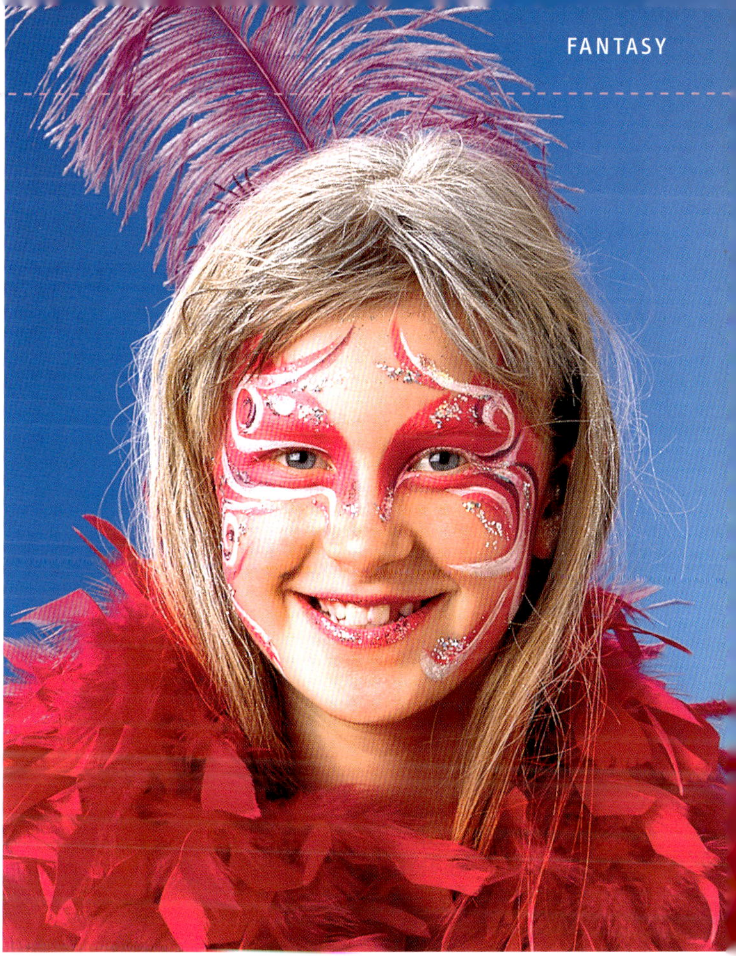

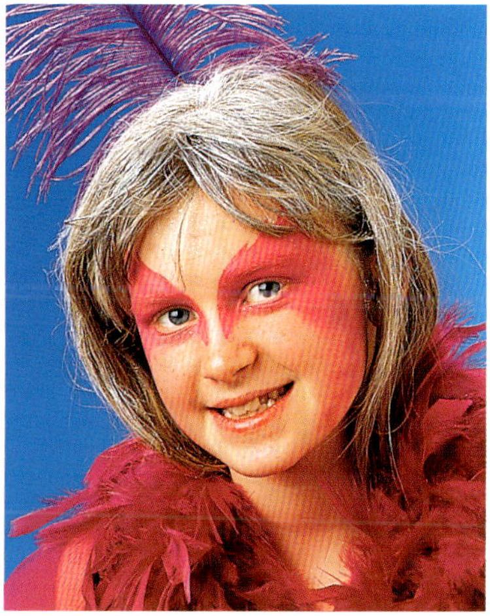

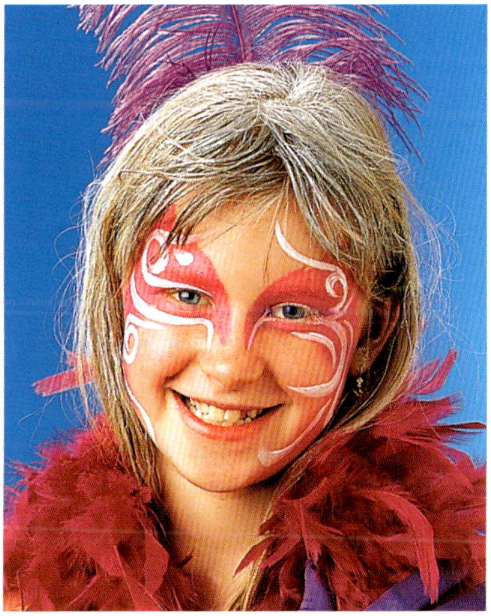

MATERIAL

* wasserlösliche Schminkfarben in Perlglanz-Pink, Weiß, Hellpink und Lila
* Glitzer in Juwel-Glitzer (mittel), Rosé und Juwel-Glitzer (grob)
* Rund-Pinsel in Größe 3
* Schminkschwämmchen

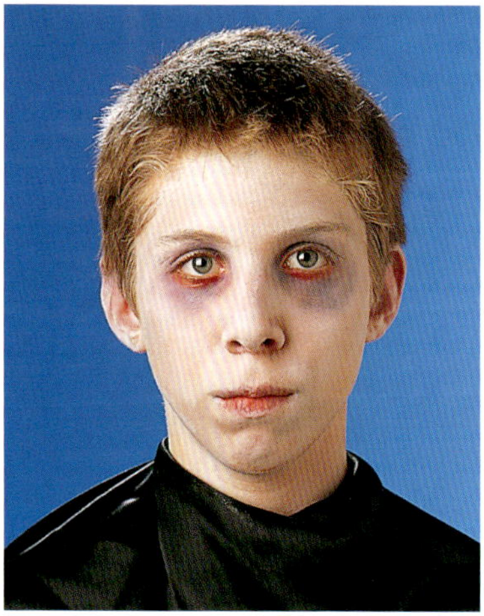 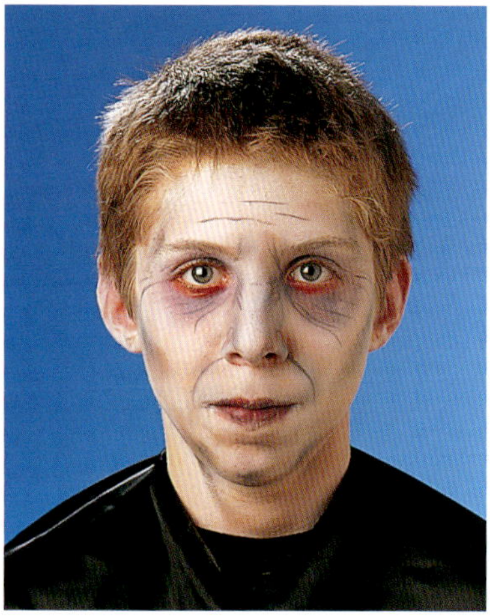

Wirkt richtig bedrohlich, so ein blasser Vampir. Augenschatten unterstreichen den Ausdruck.

# Vampir

## wirklich gefährlich

MATERIAL

* wasserlösliche Schminkfarben in Hautfarben, Lila, Hellrot, Schwarz, Grau und Filmblut (dunkel), alternativ: Weinrot
* Glitzer in Juwel-Glitzer (mittel)
* Rund-Pinsel in Größe 3
* Schminkschwämmchen

**1** Grundieren Sie mit einem leicht feuchten Schwämmchen hautfarben. Mit einem fast trockenen Schwämmchen tragen Sie lilafarbene Augenschatten auf. Ziehen Sie unter dem unteren Wimpernrand mit einem Pinsel einen starken hellroten Strich.

**2** Mit einem nicht zu feuchten Schwämmchen tragen Sie die schwarzen Gesichtskonturen und die Schattierungen am Hals auf. Malen Sie mit einem Pinsel graue Falten auf.

**3** Zeichnen Sie weiße Fangzähne ein, die Sie schwarz umranden. Über die natürlichen Augenbrauen malen Sie kräftige schwarze Augenbrauen. Tragen Sie dunkles „Filmblut" oder weinrote wasserlösliche Schminkfarbe am Mund auf und geben Sie etwas mittleren Juwel-Glitzer über die Maske.

### Mein Tipp für Sie

**Farbe auftragen** Damit Sie leichter Farbe unter dem unteren Wimpernrand auftragen können, bitten Sie Ihr Modell nach oben zu schauen und dabei den Kopf gerade zu halten.

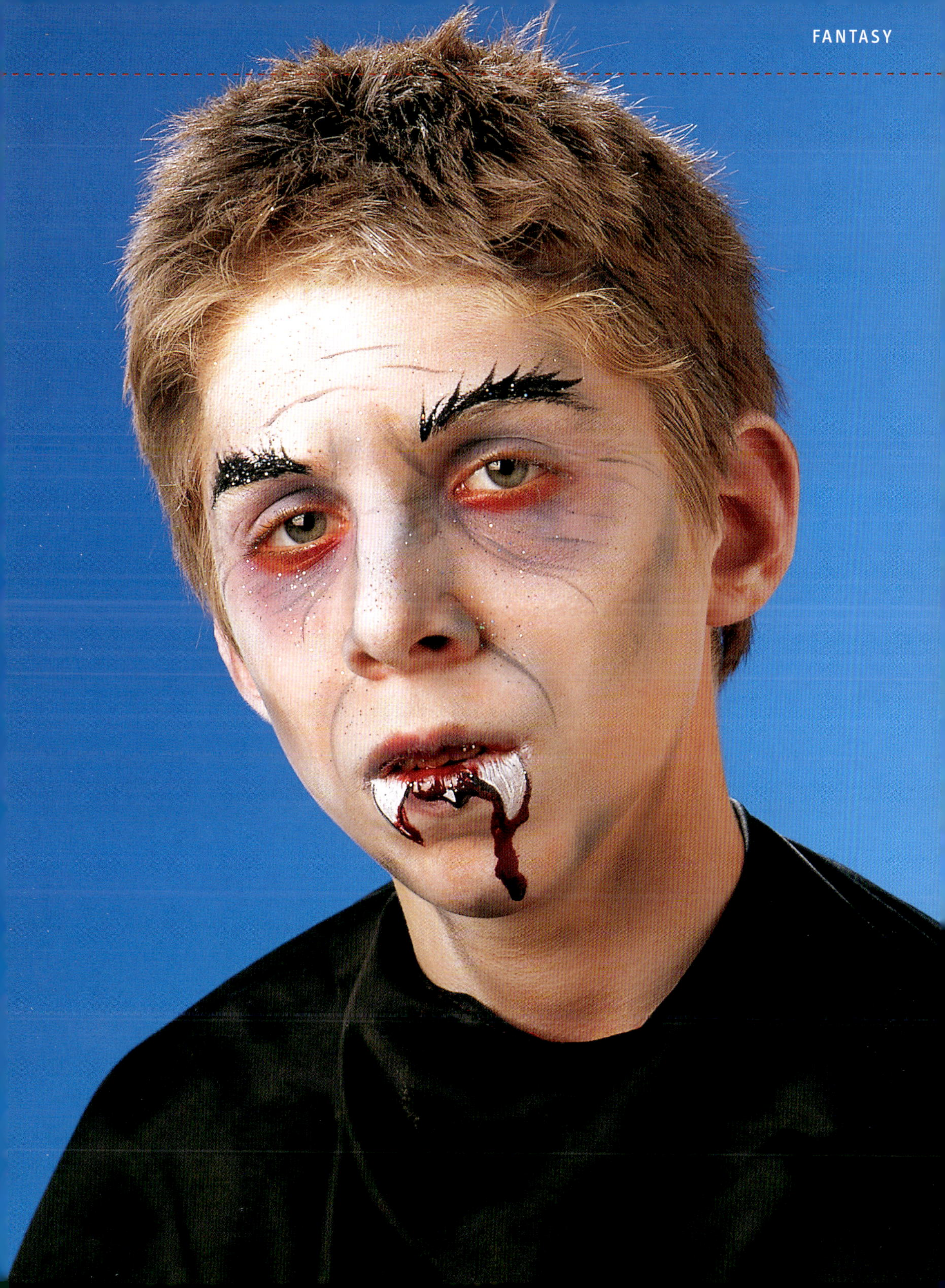

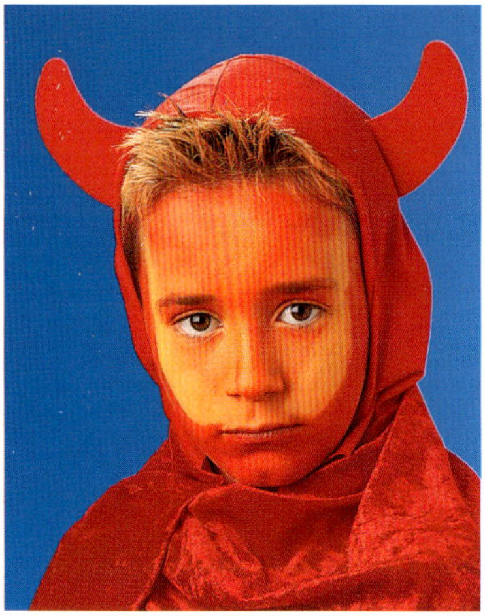

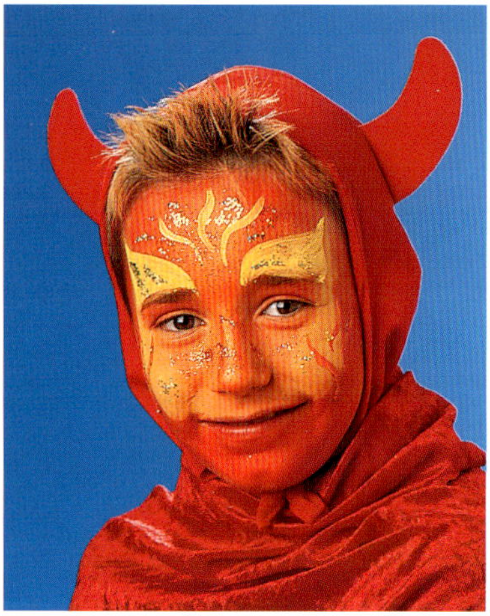

Feuriges Rot und flammendes Gelb, das sind die Farben des Teufels. Sie bringen das Gesicht zum Leuchten.

# Feuerteufelchen

## echt frech

**MATERIAL**

* wasserlösliche Schminkfarben in Perlglanz-Gelb, Perlglanz-Orange, Perlglanz-Rot, Gelb, Orange, Hellrot und Schwarz
* Glitzer in Gold-Juwel-Glitzer (mittel) und Gold-Juwel-Glitzer (grob)
* Rund-Pinsel in Größe 3
* Schminkschwämmchen

**1** Mit einem feuchten Schwämmchen grundieren Sie in Perlglanz-Gelb von den Schläfen abwärts über beide Wangen bis zur Oberlippe. Perlglanz-Orange tupfen Sie auf den Nasenrücken und auf das Stirnfeld in Augennähe. Geben Sie Perlglanz-Rot auf den oberen Stirnbereich, auf das Kinn und auf beide äußeren Wangenseiten.

**2** Mit einem Pinsel tragen Sie ein blattförmiges gelbes Muster oberhalb der beiden Augenbrauen auf. Malen Sie auf die Stirn drei gelbe Flammen und auf beide Wangenseiten orangefarbene Flammen. Streuen Sie mittleren Gold-Juwel-Glitzer über die Maske.

**3** Machen Sie Ihr „Feuerteufelchen" noch feuriger, indem Sie zusätzlich hellrote Flammen auf beiden Wangenseiten auftragen und die gelben Flammen auf der Stirn hellrot umschließen. Umranden Sie das gelbe Muster über den Augen mit Schwarz und zeichnen Sie unter den unteren Wimpernrändern jeweils eine schwarze Linie. Malen Sie dem „Teufelchen" einen charakteristisch schwarzen Schnurrbart. Rollen Sie groben Gold-Juwel-Glitzer auf einzelne Stellen der Maske.

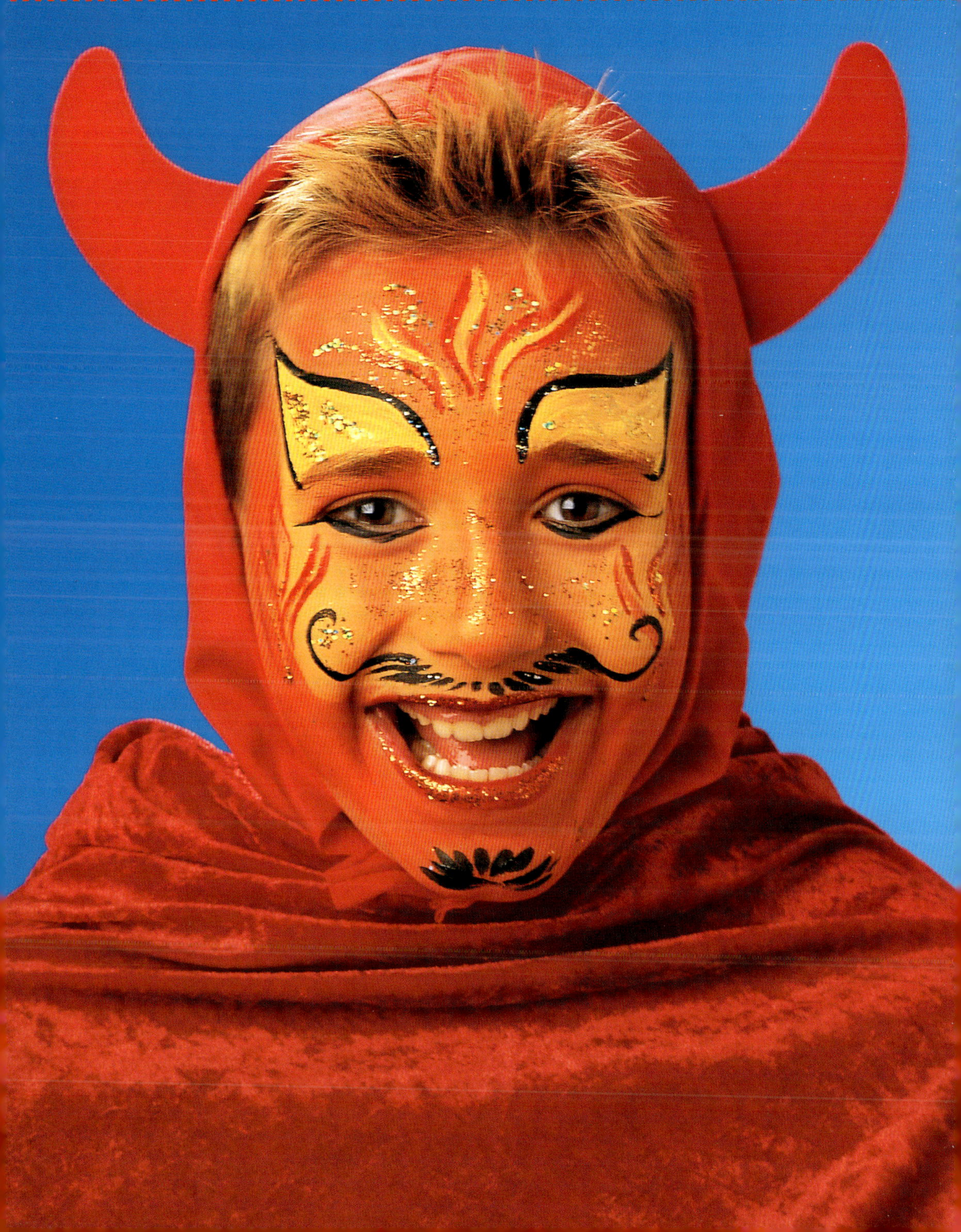

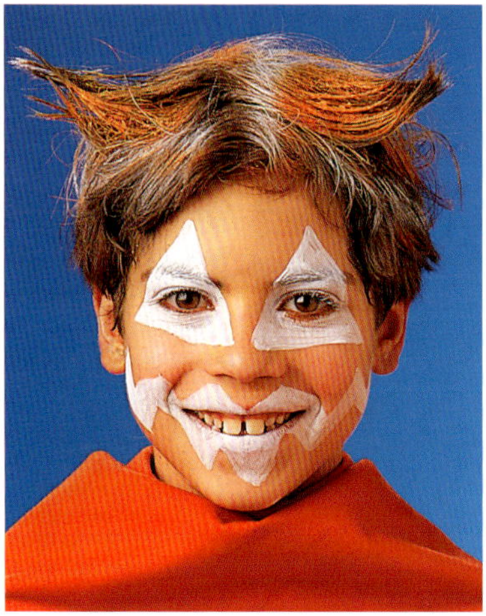 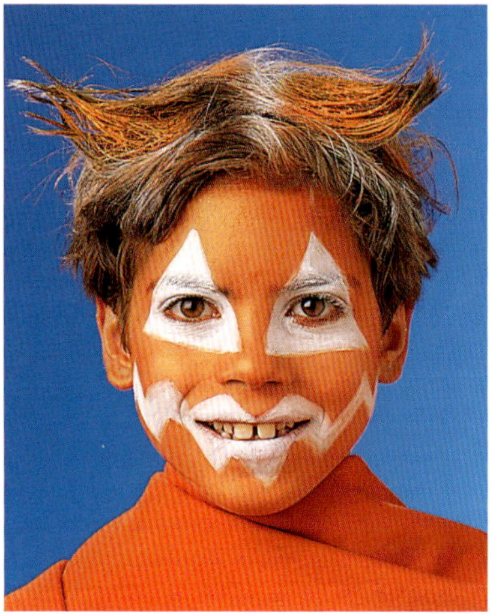

Die weißen Dreiecke geben dem Kürbis sein charakteristisches Aussehen. Durch leuchtendes Orange wirkt die Maske perfekt.

# Kürbiskopf

## nicht nur zu Halloween

MATERIAL

* wasserlösliche Schminkfarben in Weiß, Perlglanz-Orange und Schwarz
* Glitzer in Orange, Perlmutt-Glitzer (irisierend) und Juwel-Glitzer (grob)
* Flach-Pinsel in Größe 4
* Schminkschwämmchen

1 Grundieren Sie mit einem Schwamm zwei große, weiße Dreiecke um die Augen. Von Ohr zu Ohr – quer über den Mund – tragen Sie eine weiße, zick-zack-förmige Grundierung auf.

2 Das übrige Gesicht grundieren Sie, ebenfalls mit einem Schminkschwamm, gründlich und gleichmäßig in Perlglanz-Orange.

3 Mit einem dünnen Flach-Pinsel malen Sie von einem Punkt auf der Stirn abwärts schwarze bauchige Linien, die an einem Punkt am Kinn wieder zusammenlaufen. Konturieren Sie die Dreiecke und Zacken der Maske mit Schwarz. Geben Sie orangefarbenen Glitzer auf den gleichfarbigen Untergrund und abwechselnd irisierenden Perlmutt-Glitzer oder groben Juwel-Glitzer auf die weißen Stellen.

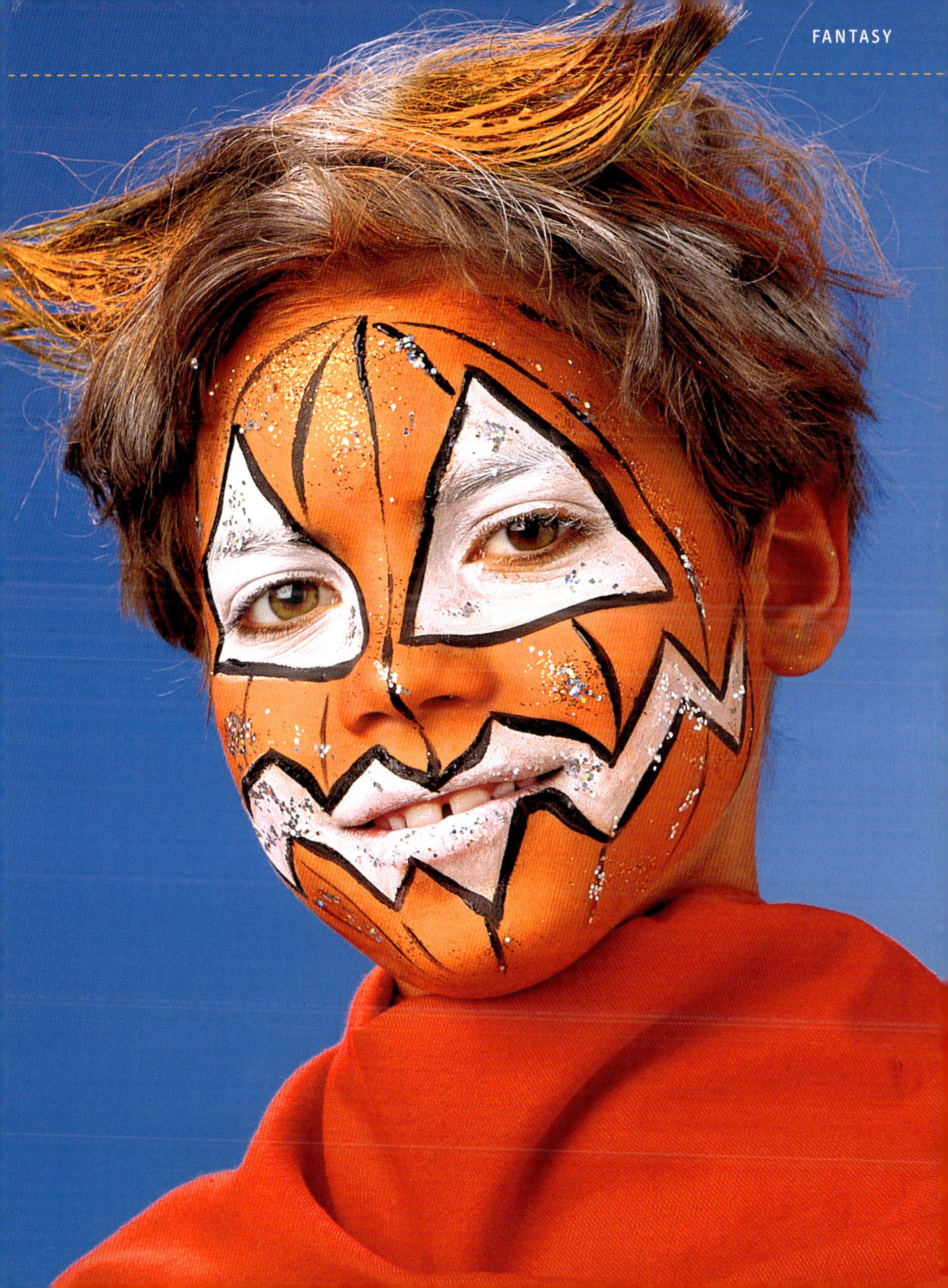

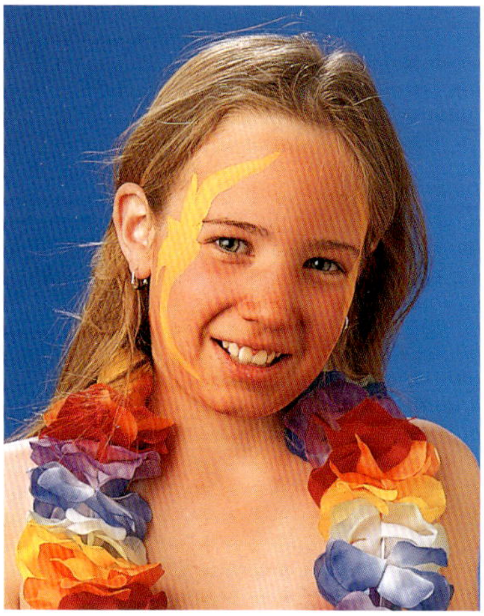

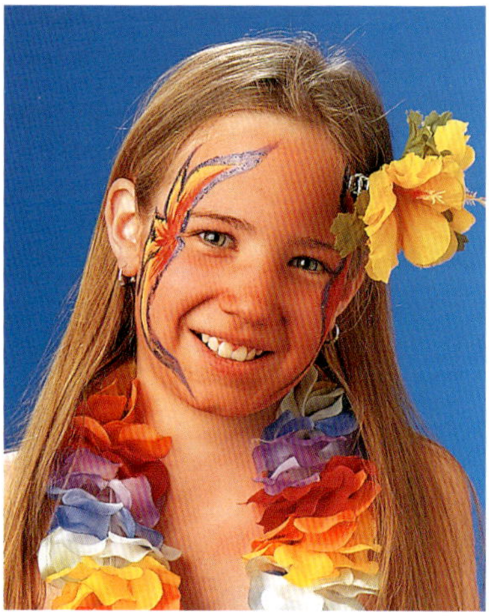

Blumen funkeln in bunten Farben und zaubern ein exotisches Hawaii-Mädchen.

# Aloha Hawaii!

## weckt Urlaubsgefühle

MATERIAL

* wasserlösliche Schminkfarben in Perlglanz-Kupfer, Goldgelb, Dunkelorange, Hellrot, Perlglanz-Lila, Perlglanz-Grün und Perlglanz-Rot
* Glitzer in Smaragdgrün, Rubinrot, Gold-Juwel-Glitzer (mittel) und Lila
* Rund-Pinsel in Größe 8
* Schminkschwämmchen

1 Grundieren Sie zunächst das ganze Gesicht mit einem Schwämmchen in einem kupferfarbenen Teint. Malen Sie mit einem großen Rund-Pinsel von der Stirn bis zum Kinn auf beide Gesichtshälften große, längliche Blüten in Goldgelb.

2 Verzieren Sie die exotischen Blüten mit dem gleichen Pinsel in Dunkelorange und Hellrot und umranden Sie die ganzen Blütenkörper mit Perlglanz-Lila.

3 Malen Sie an die Blüten – zur Gesichtsmitte hin – verschnörkelte längliche Blätter in Perlglanz-Grün und geben Sie viel smaragdgrünen Glitzer darüber. Die Lippen bemalen Sie in Perlglanz-Rot und verzieren sie mit etwas rubinrotem Glitzer. Geben Sie zum Schluss etwas mittleren Gold-Juwel-Glitzer auf die Blüte und lilafarbenen Glitzer auf den Blütenrand.

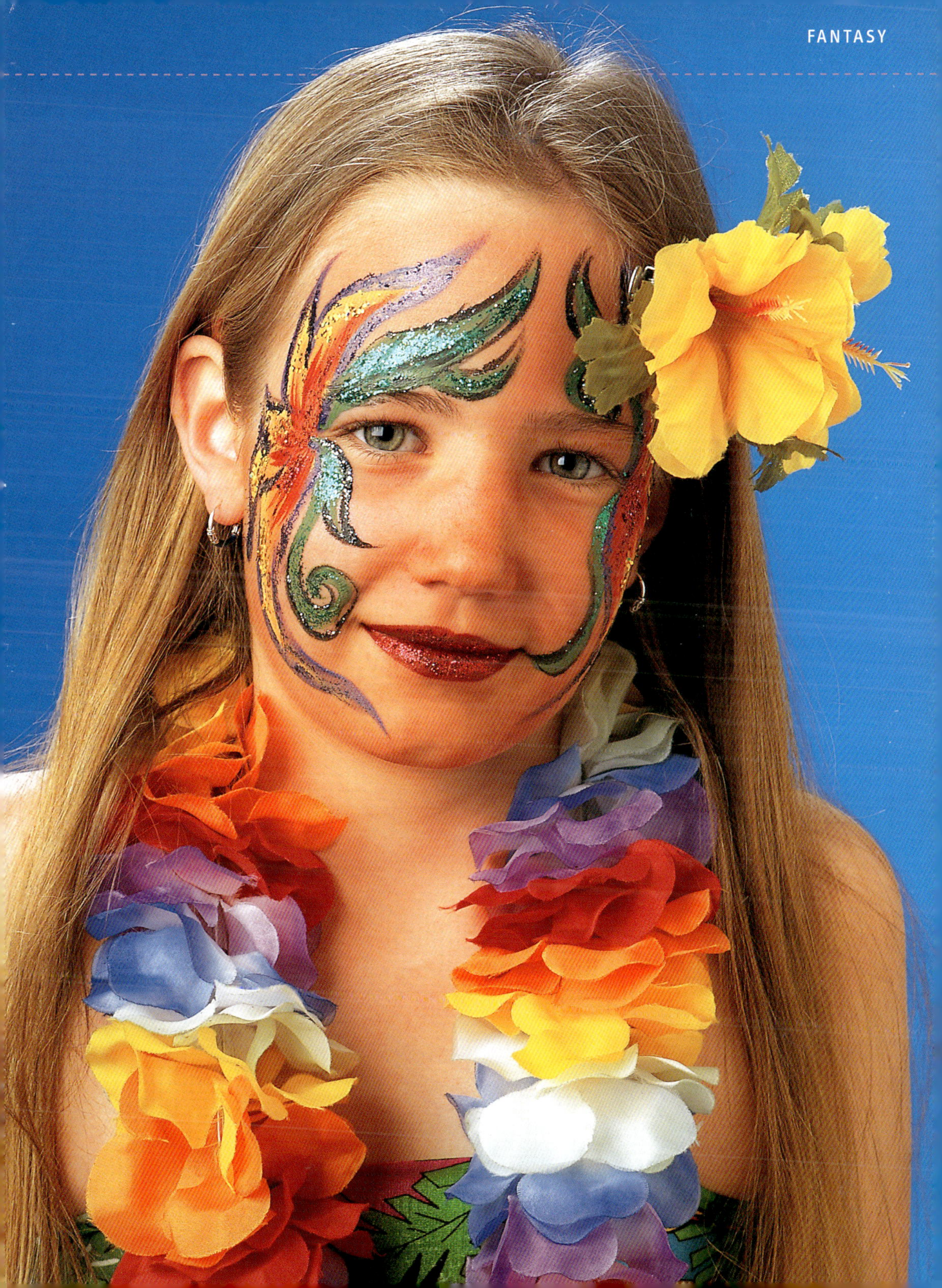

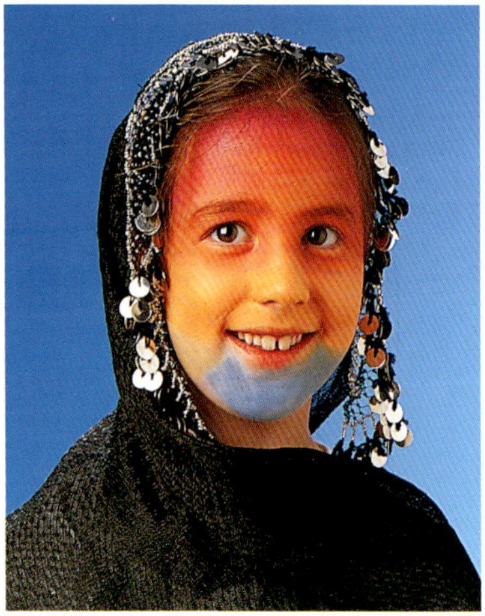

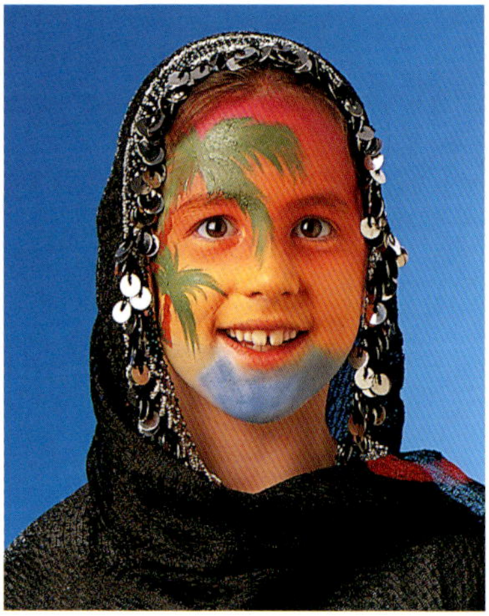

Diese farbenfrohe Maske zeigt Himmel, Erde und Meer. Eine hübsche Pailletten-Kapuze unterstreicht das orientalische Flair.

# Im Morgenland

## 1001 Nacht

MATERIAL

* wasserlösliche Schminkfarben in Perlglanz-Pink, Perglanz-Orange, Perlglanz-Gelb, Perlglanz-Türkis, Braun, Grasgrün, Gelb, Himmelblau, Hellrot und Schwarz
* Glitzer in Smaragdgrün, Türkis, Gold-Juwel-Glitzer (grob), Saphirblau und Rubinrot
* Rund-Pinsel in Größe 3
* Schminkschwämmchen

1 Tragen Sie mit einem feuchten Schwämmchen von der Stirn abwärts wasserlösliche Schminkfarben in der Reihenfolge Perlglanz-Pink, Perlglanz-Orange, Perlglanz-Gelb und Perlglanz-Türkis ineinander schraffierend auf („Himmel", „Erde" und „Meer").

2 Malen Sie mit einem Pinsel in den Farben Braun und Grasgrün eine Palme auf.

3 Streuen Sie smaragdgrünen Glitzer auf die Palmenblätter und türkisfarbenen Glitzer auf das gleichfarbige Meer. Zeichnen Sie auf den Himmel mit gelber Farbe Mond und Sterne und geben Sie groben Gold-Juwel-Glitzer darüber. In Himmelblau malen Sie an den unteren Gesichtsrand einen Delfin, den Sie mit saphirblauem Glitzer verzieren. Schminken Sie die Lippen mit hellroter Farbe und rubinrotem Glitzer. Malen Sie dem Mond und den Sternen jeweils Augen und Mund in Schwarz. Zum Schluss erhält der Delfin sein schwarzes Auge.

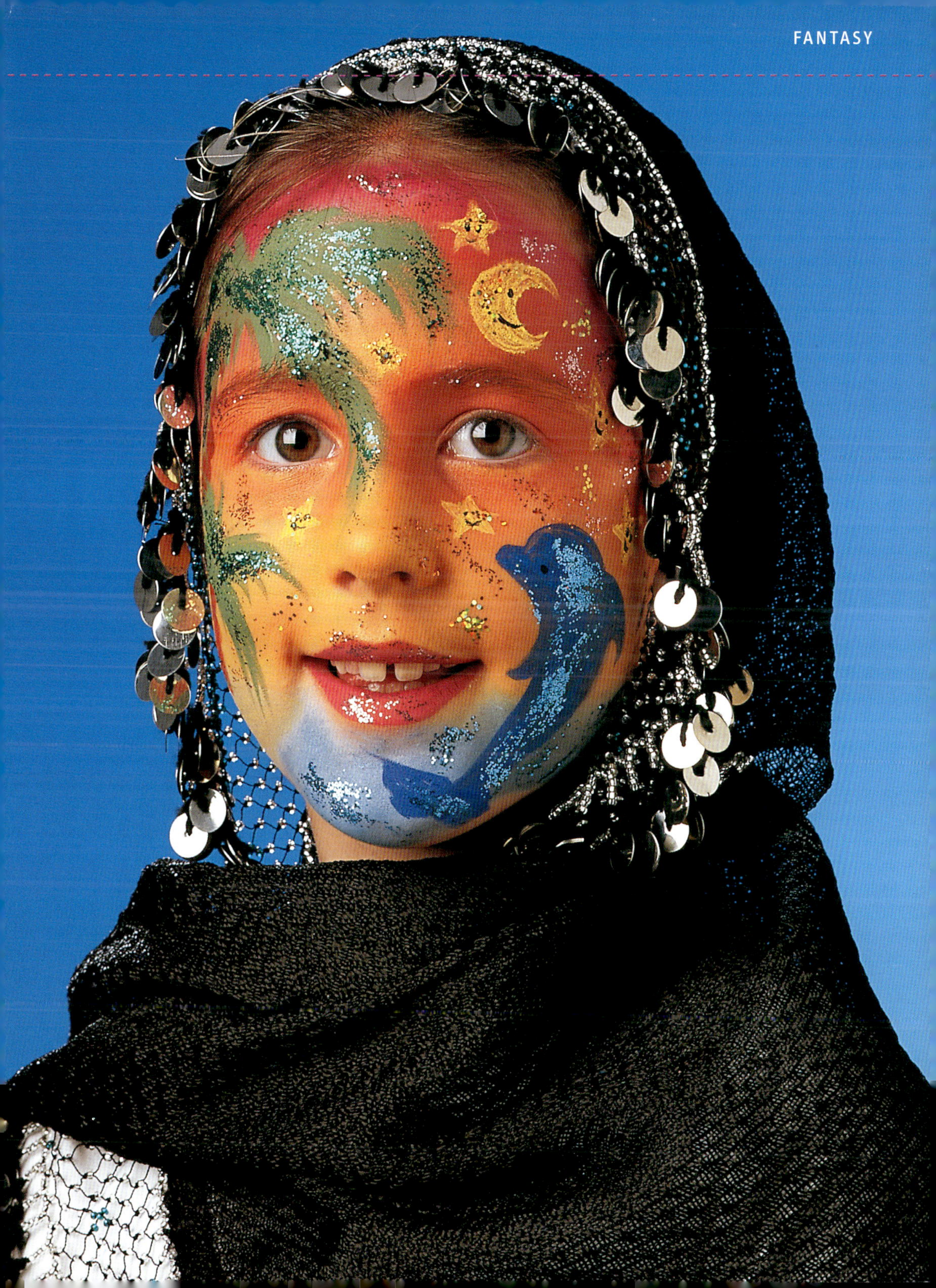

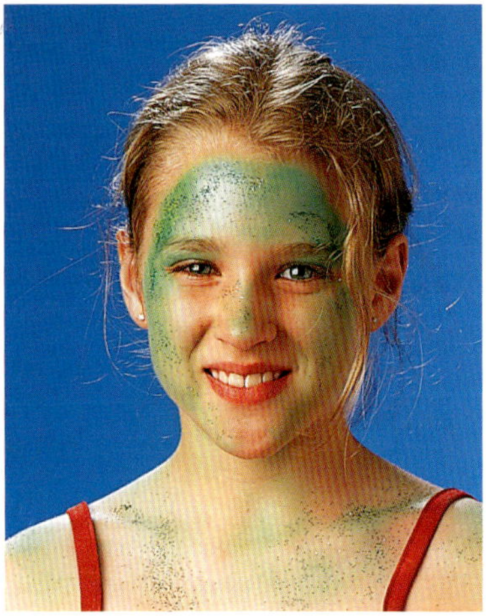

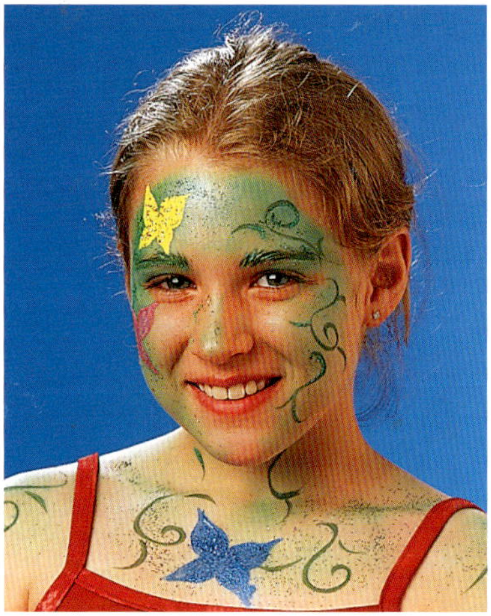

Schmetterlinge, Blumen und geschwungene Ornamente machen diese Maske zu einem echten Highlight.

# Sommerwiese

## wunderschön bunt

**MATERIAL**

* wasserlösliche Schminkfarben in Perlglanz-Grün, Gelb, Himmelblau, Fuchsiapink, Dunkelgrün, Lila und Königsrot
* Glitzer in Smaragdgrün, Königsrot, Königsblau und Juwel-Glitzer (mittel)
* Rund-Pinsel in Größe 3
* Schminkschwämmchen

1 Grundieren Sie mit einem leicht feuchten Schwämmchen in Perlglanz-Grün und geben Sie smaragdgrünen Glitzer darüber.

2 Verteilen Sie mit einem Pinsel kleine Schmetterlinge in Gelb, Himmelblau und Fuchsiapink sowie dunkelgrüne Schnörkel über die grundierte Fläche.

3 Verzieren Sie die Schmetterlinge mit lilafarbenen Umrandungen. Fügen Sie an die grünen Schnörkel gelbe Verzierungen an und vervollständigen Sie die Blüten in Fuchsiapink. Geben Sie königsrote Farbe auf die Lippen und schmücken Sie diese mit Glitzer der gleichen Farbe. Abschließend rollen Sie etwas königsblauen und mittleren Juwel-Glitzer über die Maske.

**Mein Tipp für Sie**

**Haarschmuck** Sie können alles verwenden, was zur Sommerzeit passt. In die Haare eingeflochtenes Stroh eignet sich ausgezeichnet als Trägermaterial.

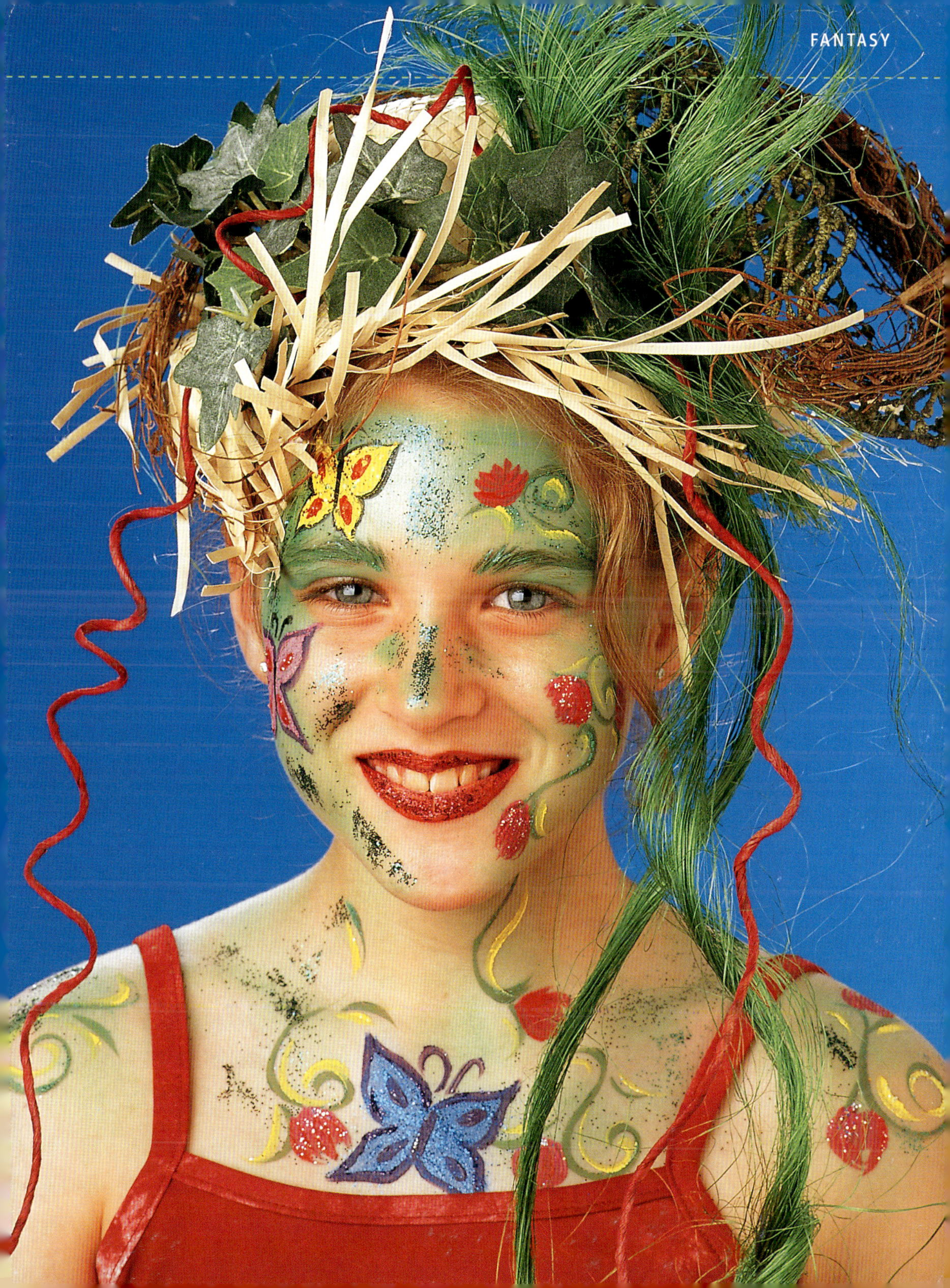

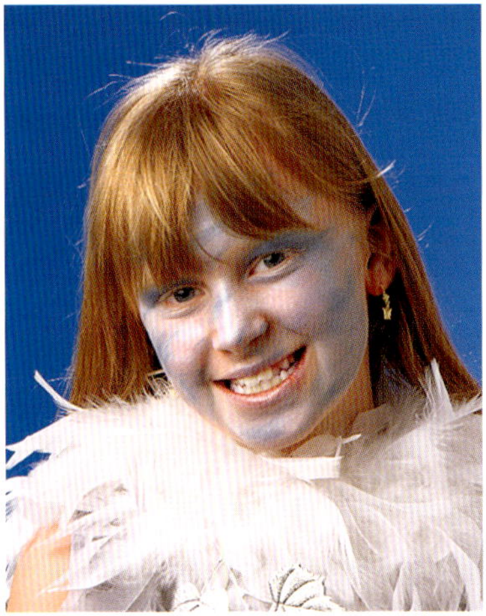

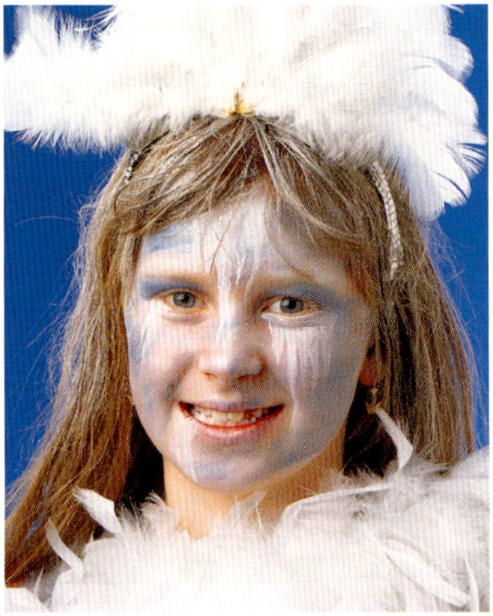

Schneeweiße Eiskristalle und leuchtendes Blau schmücken diese Eisfee. Schick und elegant präsentiert sie uns den Winter.

# Eisfee

## kühle Eleganz

MATERIAL

- wasserlösliche Schminkfarben in Perlglanz-Silber, Perlglanz Blau, Perlglanz-Türkis, Weiß und Himmelblau
- Glitzer in Perlmutt-Glitzer (irisierend) und Juwel-Glitzer (grob)
- Rund-Pinsel in Größe 3
- Schminkschwämmchen

1 Grundieren Sie mit einem Schwämmchen, indem Sie nacheinander die Farben Perlglanz-Silber, Perlglanz-Blau und Perlglanz-Türkis über das Gesicht schraffieren.

2 Verteilen Sie mit einem Pinsel weiße Eiszapfen über das ganze Gesicht.

3 Schattieren Sie die Eiszapfen zunächst mit Perlglanz-Türkis und umranden Sie diese dann mit Himmelblau. Bemalen Sie die Lippen in Perlglanz-Blau. Verzieren Sie die „Eisfee" mit irisierendem Perlmutt-Glitzer und grobem Juwel-Glitzer.

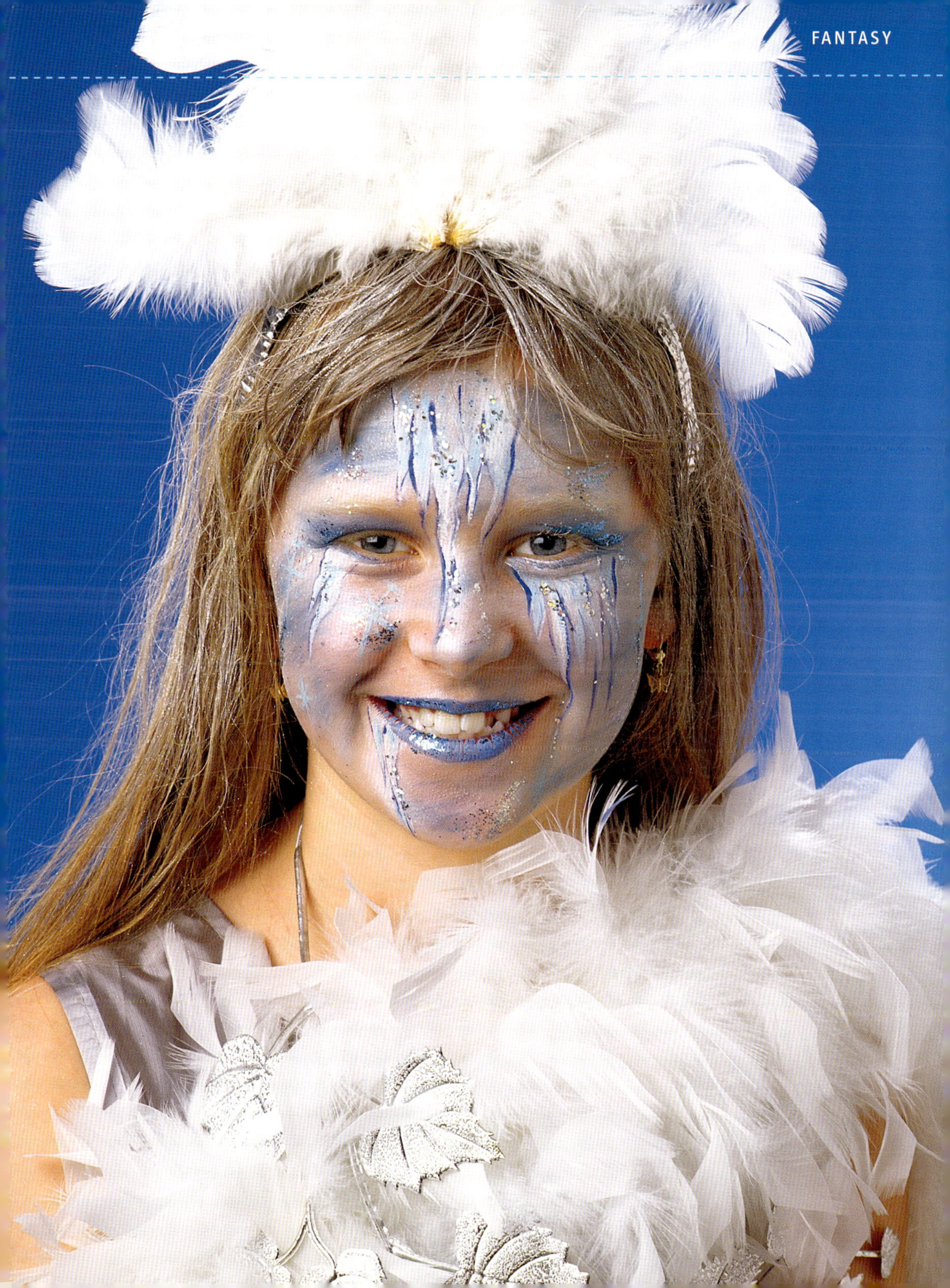

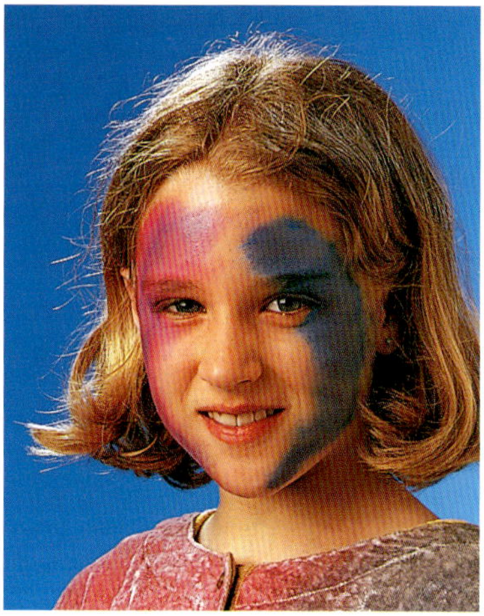

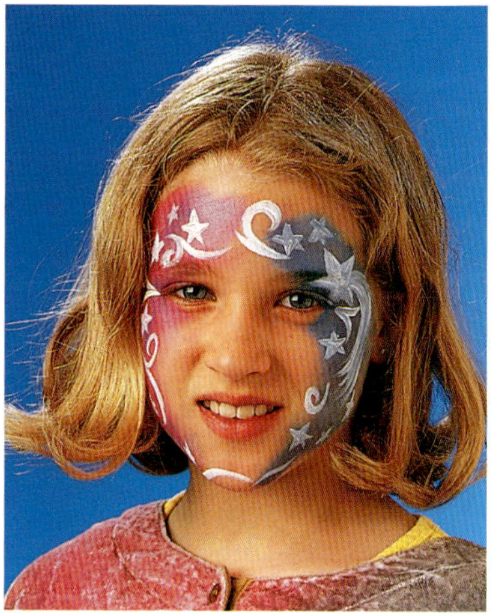

Hübsche Sterne und geschwungene Ornamente schmücken diese entzückende Märchengestalt.

# Sterntaler

## anmutige Märchengestalt

**MATERIAL**

* wasserlösliche Schminkfarben in Perlglanz-Pink, Perlglanz-Lila, Perlglanz-Blau, Weiß, Fuchsiapink und Königsblau
* Glitzer in Rosé, Pink, Juwel-Glitzer (mittel) und Juwel-Glitzer (grob)
* Katzenzungen-Pinsel in Größe 8
* Rund-Pinsel in Größe 3
* Schminkschwämmchen

1 Grundieren Sie zunächst eine Gesichtshälfte mit einem feuchten Schwämmchen in Perlglanz-Pink und schraffieren Sie anschließend leicht mit Perlglanz-Lila darüber. Die andere Gesichtshälfte grundieren Sie in Perlglanz-Blau.

2 Tragen Sie mit einem Katzenzungen-Pinsel auf beiden Seiten leuchtende weiße Sterne und Schnörkel auf.

3 Umranden Sie die Sterne mit einem Rund-Pinsel in Fuchsiapink, Perlglanz-Lila und Königsblau und verzieren Sie die Schnörkel mit den gleichen Farben. Auf die Lippen tragen Sie Fuchsiapink auf. Geben Sie rosé- und pinkfarbenen Glitzer sowie mittleren und groben Juwel-Glitzer über die Maske.

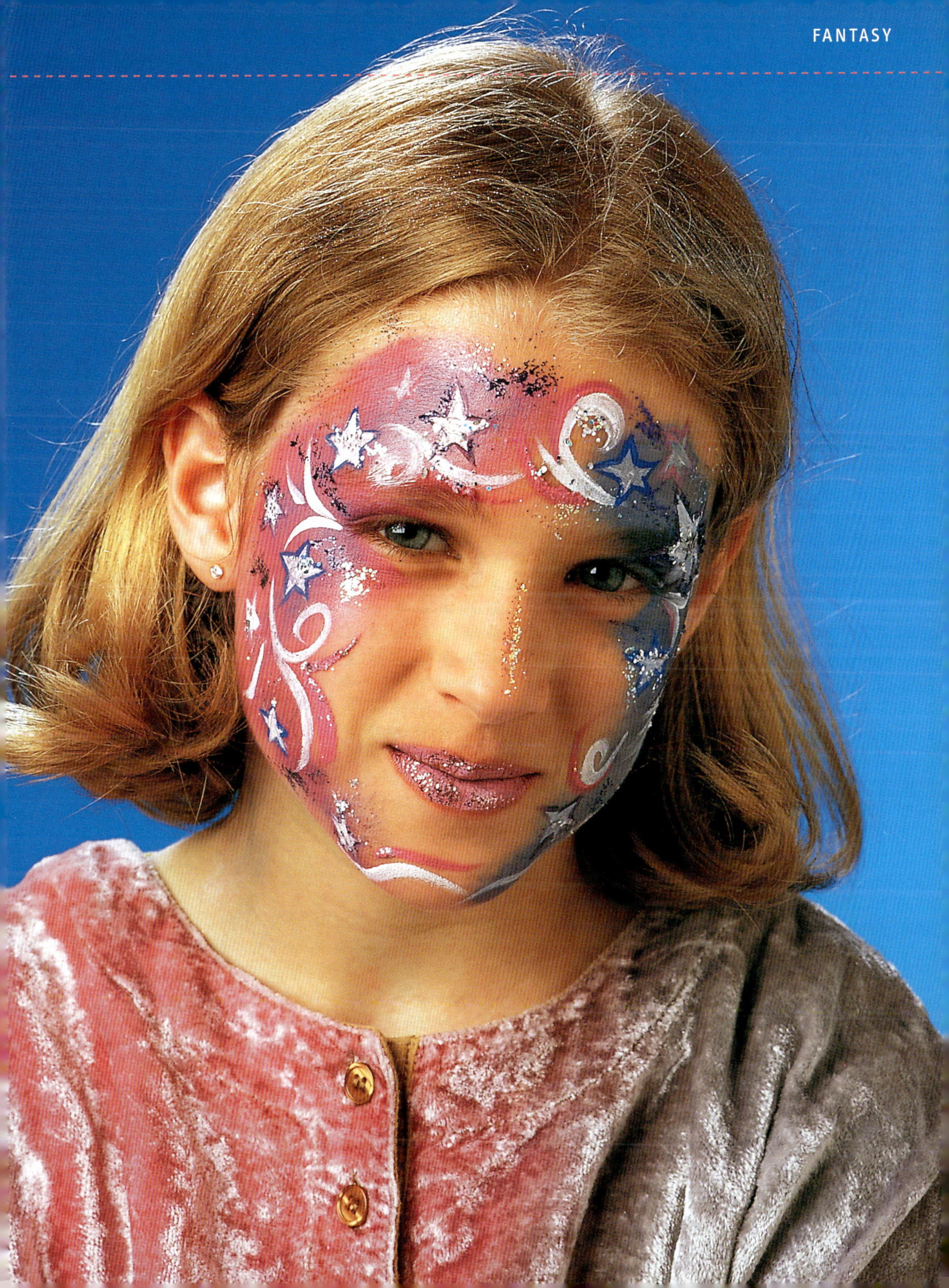

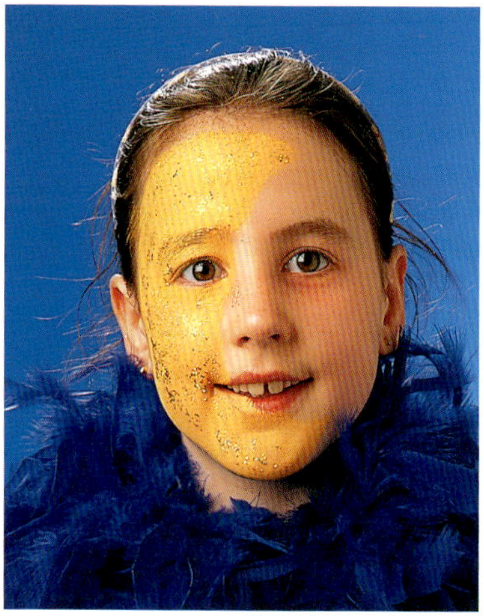

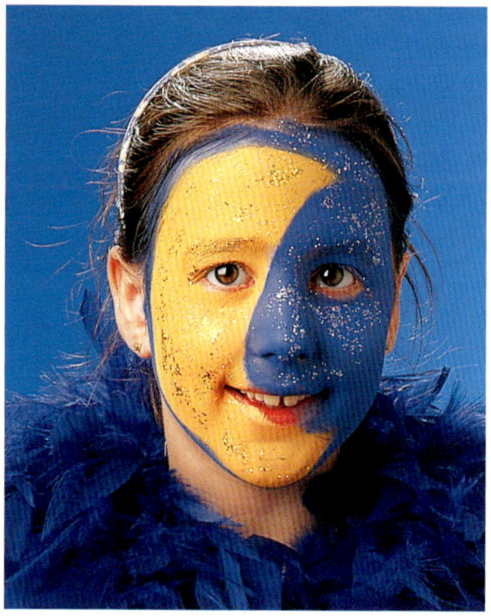

Die magische Nacht wird durch den goldenen Mond zum Strahlen gebracht. Goldener Glitzer steigert den bezaubernden Effekt.

# La Luna

## für geheimnisvolle Nächte

MATERIAL

* wasserlösliche Schminkfarben in Perlglanz-Gelb, Himmelblau, Schwarz und Hellrot
* Glitzer in Gold-Juwel-Glitzer (grob) und Juwel-Glitzer (grob)
* Rund-Pinsel in Größe 1
* Katzenzungen-Pinsel in Größe 4
* Schminkschwämmchen

1 Tragen Sie mit einem Schwämmchen eine mondsichelförmige Grundierung über eine Gesichtshälfte in Perlglanz-Gelb auf. Achten Sie darauf, dass ein Auge und ein kleiner Teil des Mundes mit einbezogen werden. Rollen Sie mit einem Pinsel groben Gold-Juwel-Glitzer auf die Grundierung.

2 Das übrige Gesicht schminken Sie ebenfalls mit einem Schwämmchen in Himmelblau und rollen anschließend mit einem Pinsel groben Juwel-Glitzer darüber.

3 Ziehen Sie mit einem ganz feinen Pinsel am unteren Wimpernrand desjenigen Auges, das zum „Mond“ gehört, eine schwarze Linie. Schminken Sie mit einem Katzenzungen-Pinsel einen Teil des Mundes hellrot und konturieren Sie mit dem gleichen Pinsel auch den Mond in Schwarz.

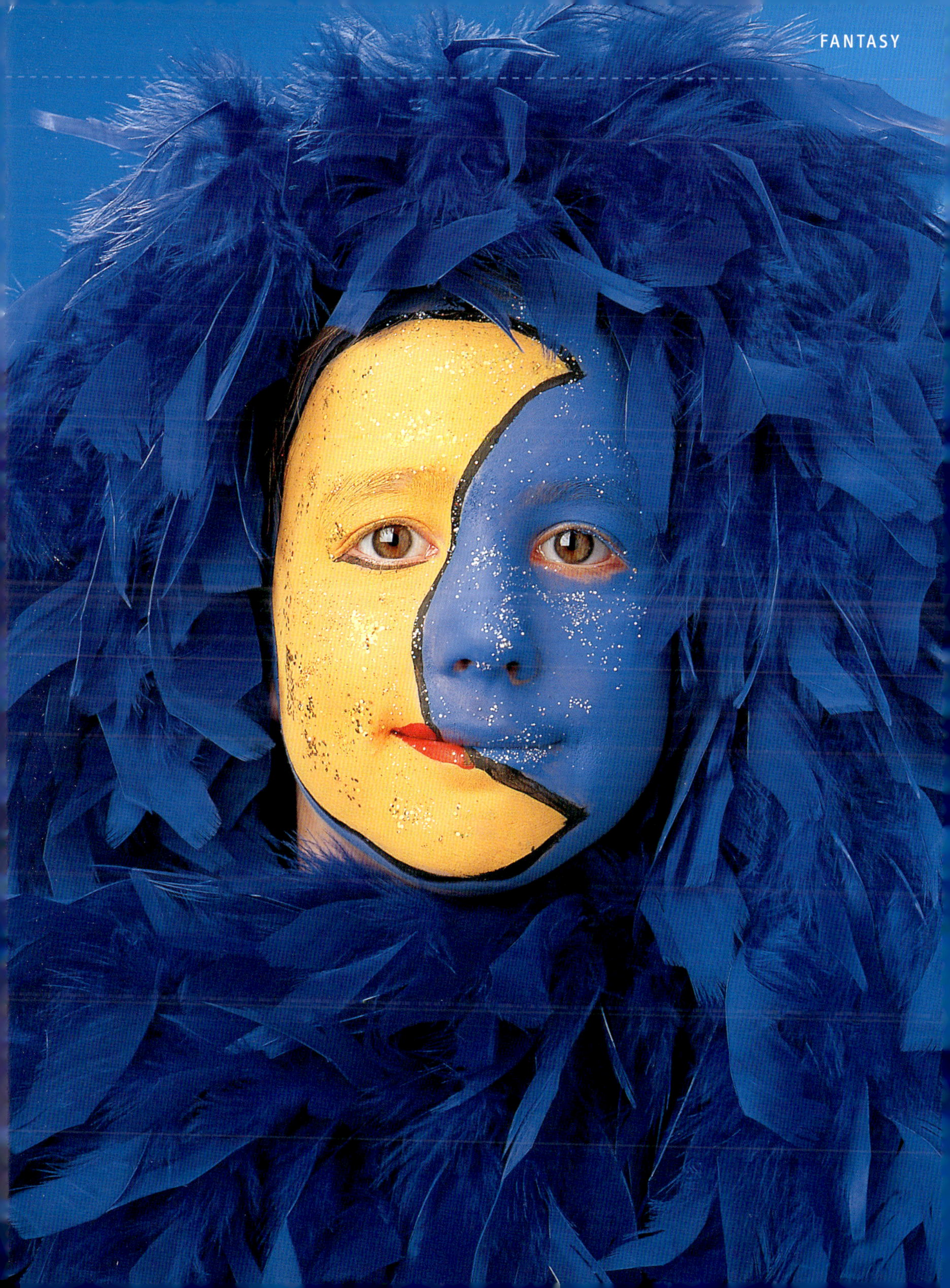

# Materialien und Werkzeuge

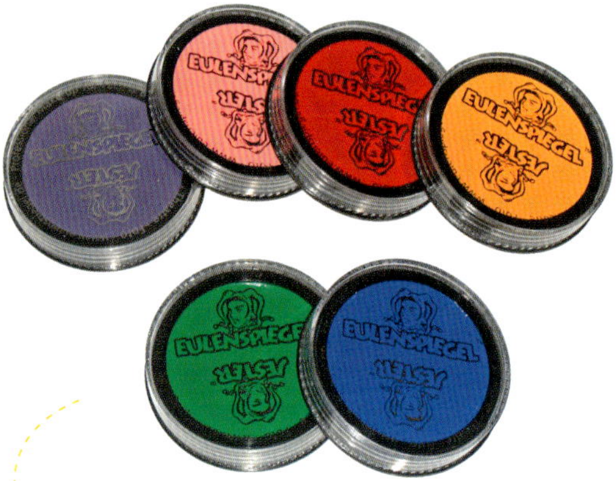


WASSERLÖSLICHE SCHMINKFARBEN gibt es als Einzelfarben in verschiedenen Dosengrößen und in vielen verschiedenen Farbtönen.

HALBIERTE SCHMINKSCHWÄMMCHEN zum Grundieren und STOPPELSCHWÄMME (für Bartstoppeln) gehören zur Grundausstattung eines Schminkkünstlers.

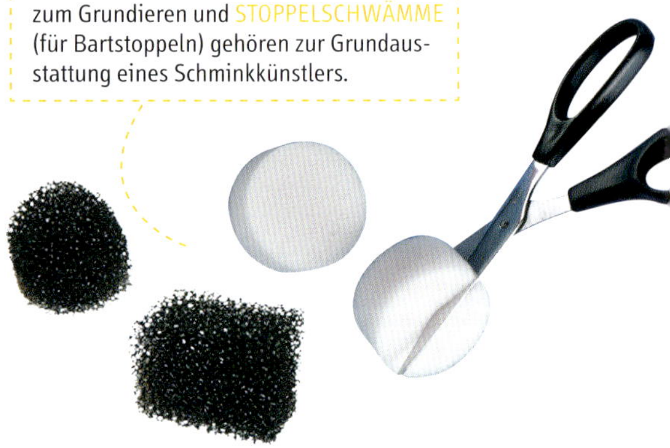

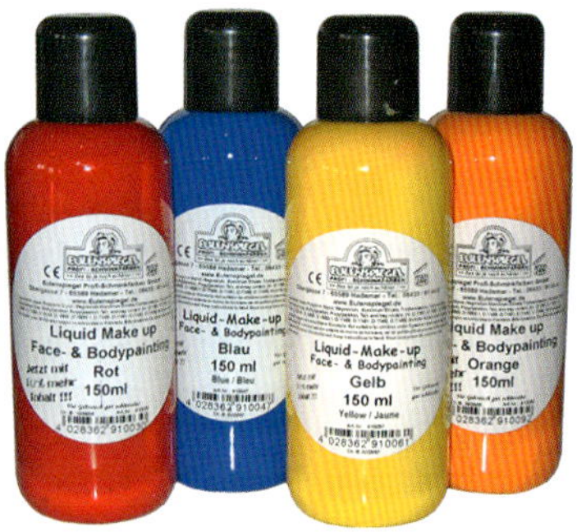


Für das schnelle Auftragen von KONTUREN UND ORNAMENTEN werden flüssige Farben sehr geschätzt.

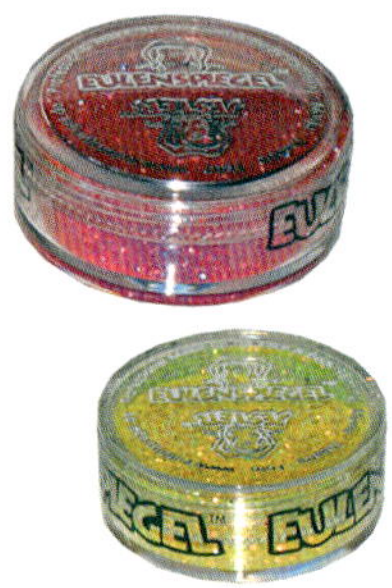

Mit POLYESTER-GLITZER zum Streuen können Sie jede Maske fantastisch verzieren. Im Handel ist er farblich abgestimmt passend zu fast allen wasserlöslichen Schminkfarben erhältlich.

Eine wohl bedachte Auswahl an KUNSTFASERPINSELN verschiedener Größen und Formen erleichtert die schminktechnische Umsetzung Ihrer Ideen.

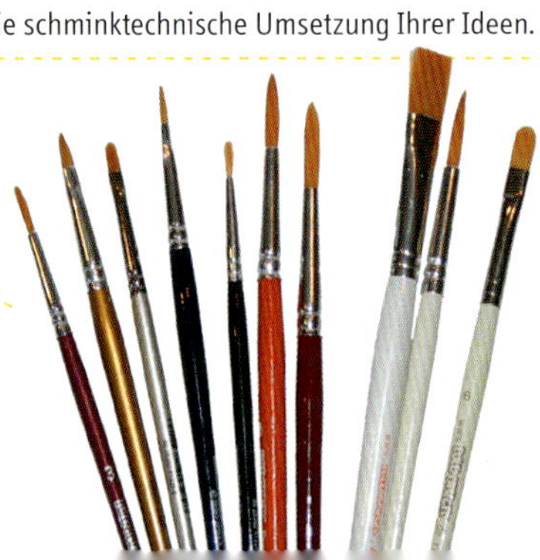

SCHMINKSORTIMENTE mit genau abgestimmten Farbzusammenstellungen für einzelne Motive erfreuen sich ständig wachsender Beliebtheit.

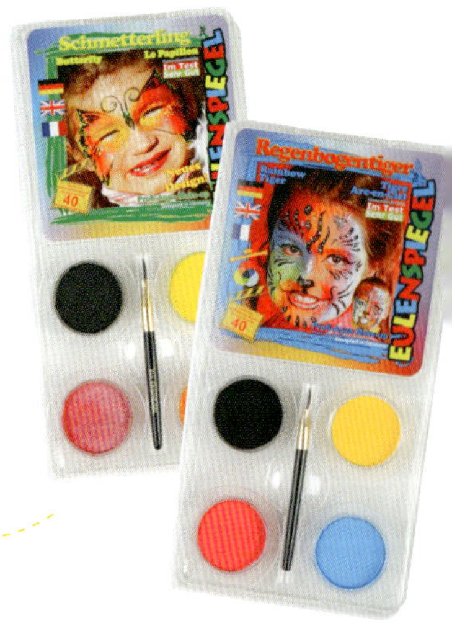

# TOPP-Tipps

## Schminkzubehör

Ein gut sortierter Schminktisch mit wasserlöslichen Schminkfarben in Schwarz, Weiß und allen Farben des Regenbogens weckt die Vorfreude bei allen Schminkern und bei jenen, die geschminkt werden möchten. Neben den bekannten festen Farben, die mit einem Schwämmchen oder Pinsel und etwas Wasser in der Dose angerührt werden, finden in jüngster Zeit flüssige Farben immer mehr Freunde.

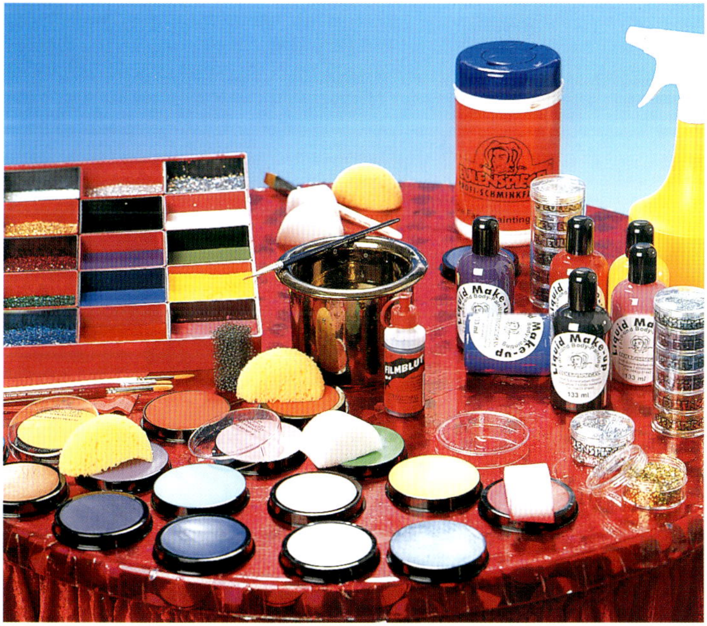


## Schminkschwämmchen und Pinsel

Halbierte Schminkschwämmchen und eine gut sortierte Auswahl an Pinseln und vor allem ein kleines Sortiment an Polyester-Glitzer runden den Arbeitsplatz eines jeden Schminkkünstlers ab. Zum Ausfüllen kleiner Flächen eignet sich ein Pinsel am besten, für größere ein Schwamm. Die Farben gut trocknen lassen bevor sie übermalt werden.

## Kleine Korrekturen

Schließlich gehören auch Reinigungstücher zum „Vorreinigen" des Gesichts oder für kleinere Korrekturen ebenso zum Handwerkszeug eines Face-Painters wie eine Sprühflasche zum dosierten Befeuchten der Schminkschwämmchen.

## Abschminken

Geht am besten mit Wasser und Seife. Hartnäckige Stellen verschwinden mit Babyöl.

# Schminktipps Schritt für Schritt

## Gleichmäßiges Grundieren

Das Wichtigste beim Schminken einer Maske ist eine sorgfältige Grundierung. Ein zu feuchtes Schminkschwämmchen kann leicht zu einer Streifenbildung oder zu einer „fleckigen“ Grundierung mit hellen und dunklen Stellen führen. Dies können Sie leicht vermeiden, wenn Sie das Schwämmchen mit einer Sprühflasche nur ein wenig befeuchten. Mit dem so vorbereiteten Schwämmchen können Sie genügend Farbe aus dem Farbtopf aufnehmen und diese auf die entsprechenden Gesichtsstellen tupfen. Durch dieses Auftupfen können Sie sehr leicht Ungleichmäßigkeiten ausgleichen. Den für alle Katzenmasken so geschätzten Felleffekt tragen Sie mit der Kante des halbierten Schwammes auf, indem Sie die Farbe mit Schwung von der Gesichtsmitte nach außen hin auftragen.

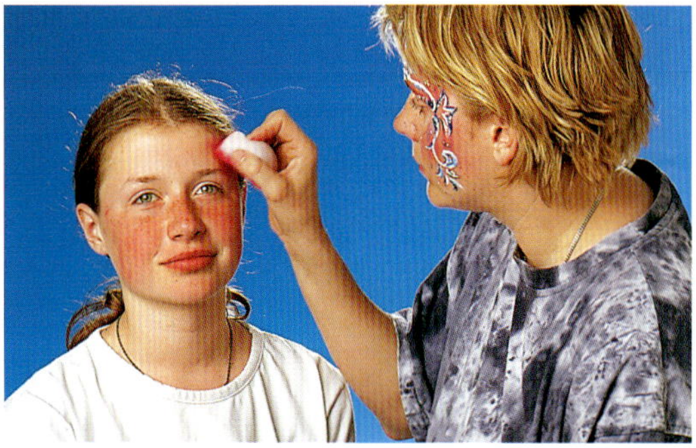

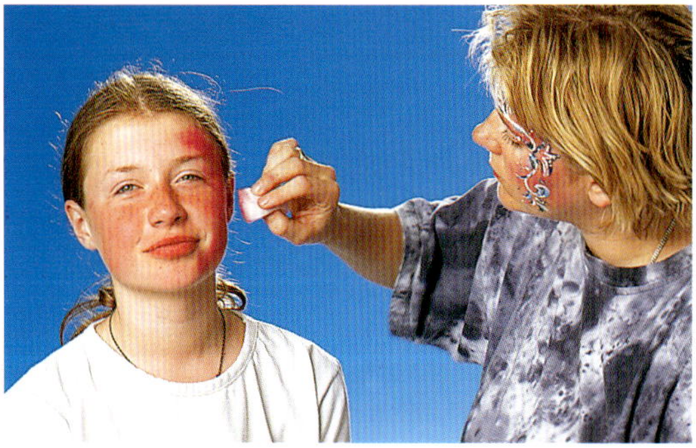

## Schwungvolle Schnörkel

Tragen Sie Ornamente, Schnörkel und vor allem Schnurrhaare immer von „innen nach außen“ auf, damit die Linien nach außen hin spitz zusammenlaufen. Vor allem mit den flüssigen Farben, die Sie zuvor aus den Flaschen in einen übersichtlichen Sortimentskasten gefüllt haben (erfahrene Schminkkünstler kombinieren ihr ganz persönliches Sortiment an flüssigen Farben und Glitzer in einem solchen Display), lassen sich schnell und leicht Konturen und Ornamente aufmalen. Selbstverständlich können Sie auch die festen Farben aus der Dose mit dem Pinsel und etwas Wasser kurz anrühren und gleichermaßen verwenden. Testen Sie am besten beide Alternativen und wählen Sie das für Sie optimal geeignete Material aus.

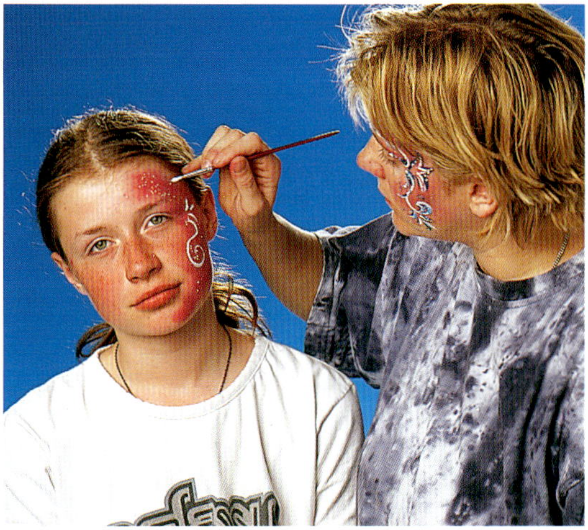

## Highlights mit Glitzer

Mit Streuglitzer können Sie wunderbare Akzente setzen. Die Intensität des Glitzers können Sie wirkungsvoll verstärken, wenn Sie die jeweils zum Untergrund passende Farbe wählen.

Ihre Maske wird noch prächtiger, wenn Sie zum Beispiel bei einer Maske mit Palmen und Delfin die Palmenblätter mit smaragdgrünem Glitzer, das Meer mit türkisfarbenem Glitzer und den Delfin mit saphir- oder königsblauem Glitzer verzieren. Märchenhaft anmutende Effekte, die von einer fantasievollen Schminktechnik zeugen, erhalten Sie durch den Einsatz von holografischem Juwel-Glitzer, der seit neuestem auch als Gold-Juwel-Glitzer im Handel erhältlich ist. Streuglitzer eignet sich, anders als Glitzer-Gel, für verschiedene Einsatzmöglichkeiten: Sie können den Glitzer zwischen zwei Fingern reibend über die ganze Maske streuen oder ihn mit dem feuchten Pinsel akzentuierend auf bestimmte Stellen tupfen. Schließlich können Sie Streuglitzer mit einem mittelgroßen Pinsel effektvoll über größere Stellen aufrollen. Legen Sie dazu den Pinsel, mit dem Sie den Glitzer aufgenommen haben, flach an das Gesicht und rollen Sie mit einer Drehbewegung den Glitzer auf.

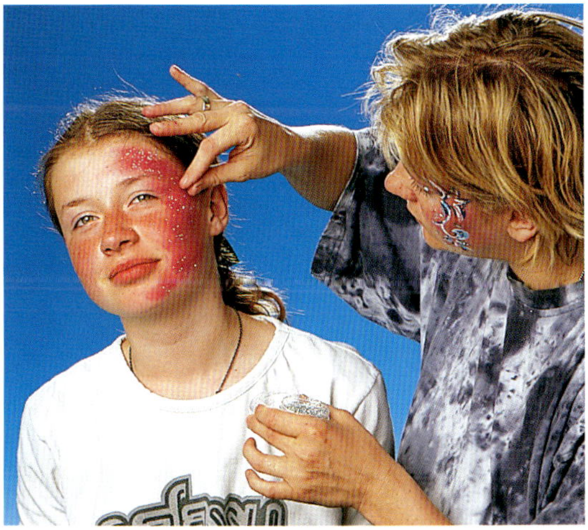

**Noch ein Tipp:** Wir haben beim Aufbau der Schritt-für-Schritt-Anleitungen der einzelnen Masken darauf geachtet, dass Sie möglichst nicht zu oft die Farbe am Pinsel wechseln müssen. Selbstverständlich können Sie nach Ihrer individuellen Neigung von Fall zu Fall eine abweichende Reihenfolge in der Verwendung der Farben wählen.

# Buchtipps für Sie

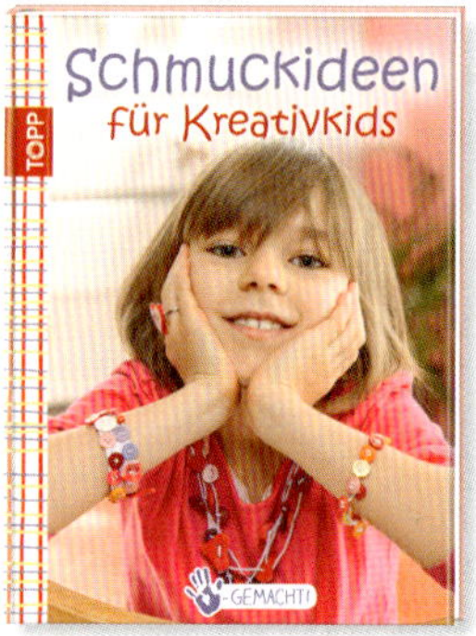


TOPP 5759

ISBN 978-3-7724-5759-3

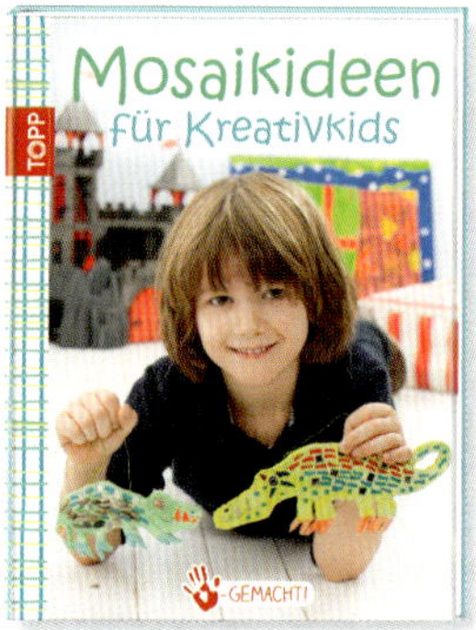


TOPP 5761

ISBN 978-3-7724-5761-6

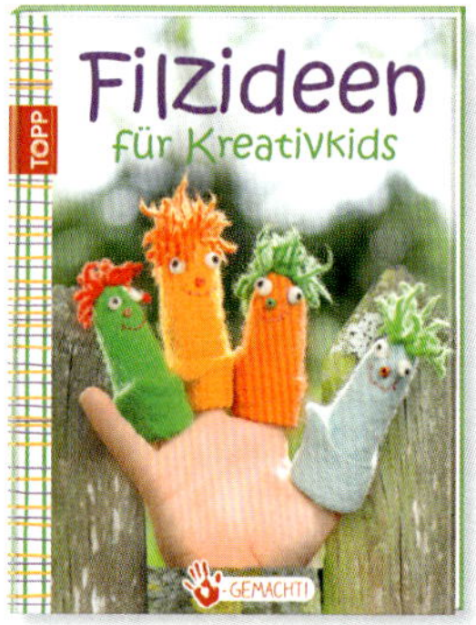


TOPP 5765

ISBN 978-3-7724-5765-4

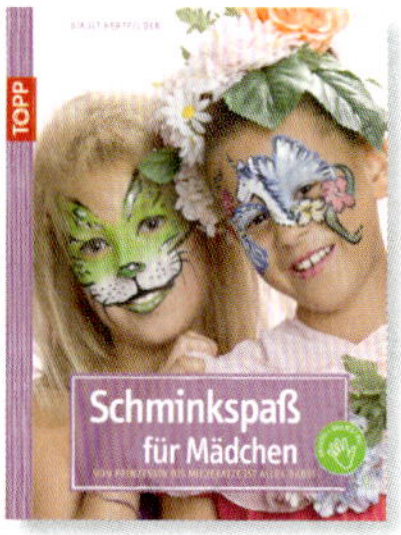


TOPP 3815

ISBN 978-3-7724-3815-8

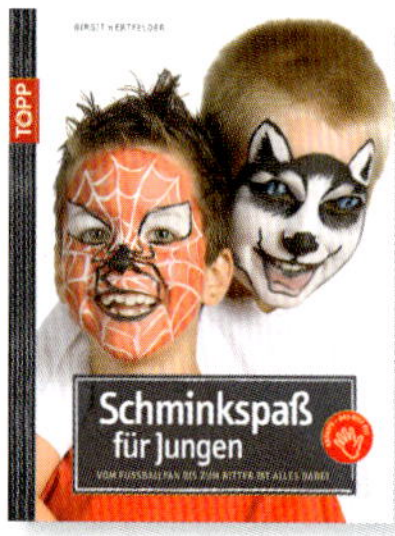


TOPP 3816

ISBN 978-3-7724-3816-5

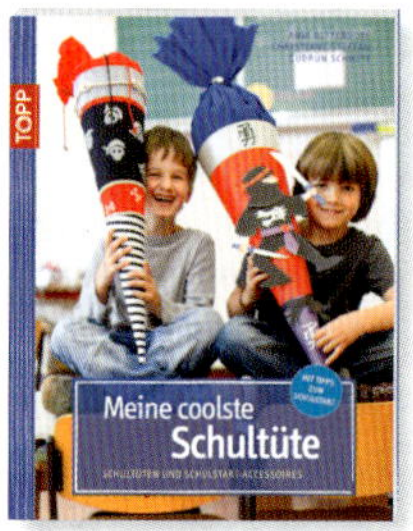


TOPP 3957

ISBN 978-3-7724-3957-5

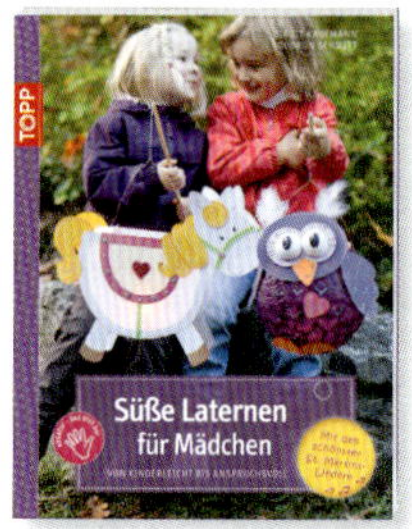


TOPP 3959

ISBN 978-3-7724-3959-9

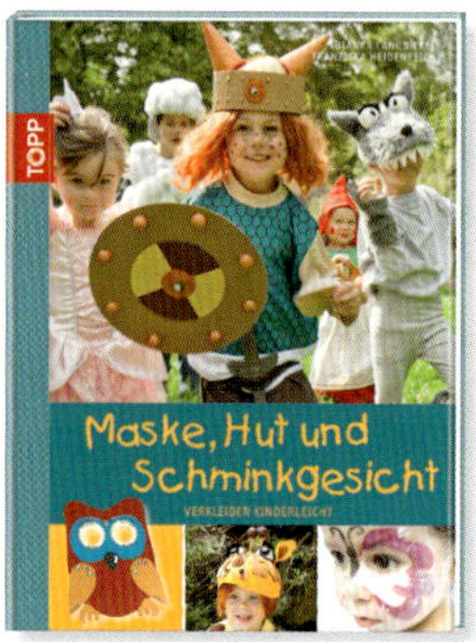


TOPP 5751

ISBN 978-3-7724-5751-7

## Bastelideen für Sie

Basteln, das heißt spielen, staunen, begreifen, lernen und die eigene Kreativität entdecken. Ob hübsche Dekoration, tolle Bastelidee oder spielerische Förderung: In diesen Büchern werden Sie garantiert fündig.

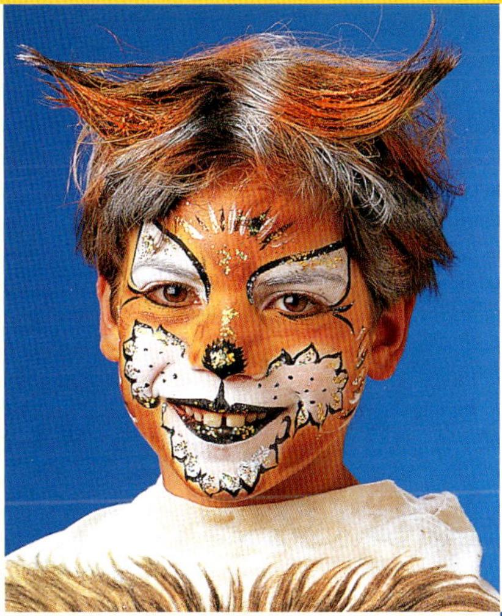

## Die drei fröhlichsten Tiere



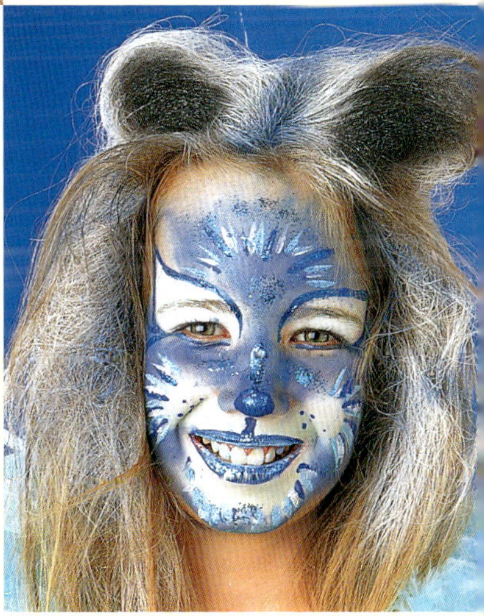

## Die drei funkelndsten Gesichter



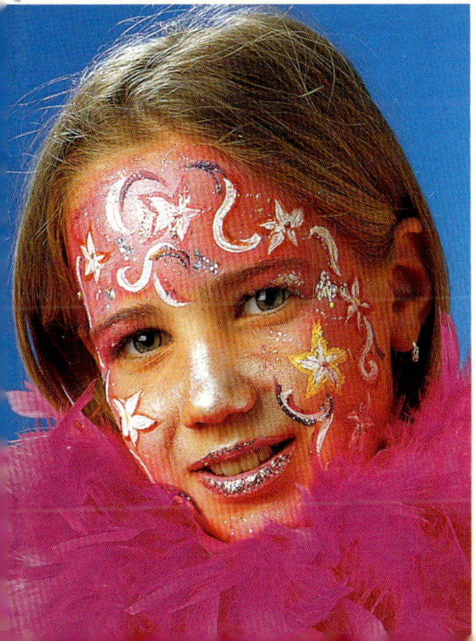

## Die drei fabelhaftesten Wesen

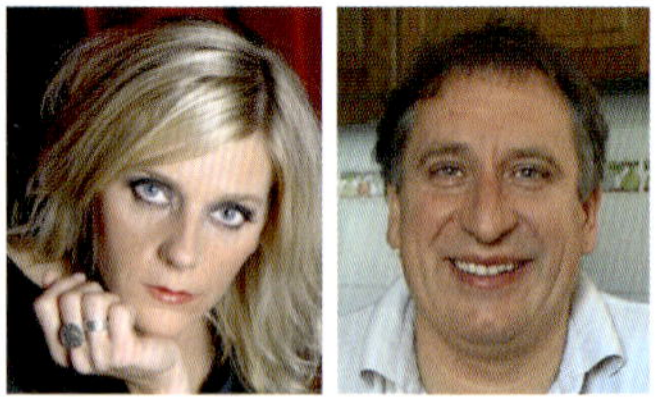

**Nicole von Kleist** lebt in Westerburg. Nach ihrem Besuch der Kosmetikschule in Wiesbaden erfolgte eine Ausbildung zum „Make-up Artist“ in Köln. Nicole von Kleist ist heute die künstlerische Leiterin des gemeinsamen Unternehmens mit Ewald Schlitt.

**Ewald Schlitt** lebt in Hadamar. Er studierte Philosophie in Mainz und Frankfurt/Main. Nach seinem Studium gründete er eine erfolgreiche Werbeagentur. Heute ist Ewald Schlitt federführend in der Entwicklung und Vermarktung der Eulenspiegel Profi-Schminkfarben.


## DANKE!

Wir danken unseren Modellen Anne, Romy, Luisa, Svenja, Luisa, Elisabeth, Hanna, Romina, Andreas, Steffen, Ricardo, Dustin. Für die Idee zur Maske „Im Morgenland“ danken wir Isabelle Rummler.
Ein besonderer Dank gilt der Firma Theaterkostüme Jansen in Frankfurt/Main.


## TOPP – Unsere Servicegarantie

WIR SIND FÜR SIE DA! Bei Fragen zu unserem umfangreichen Programm oder Anregungen freuen wir uns über Ihren Anruf oder Ihre Post. Loben Sie uns, aber scheuen Sie sich auch nicht, Ihre Kritik mitzuteilen – sie hilft uns, ständig besser zu werden.

Bei Fragen zu einzelnen Materialien oder Techniken wenden Sie sich bitte an unseren Kreativservice, Frau Erika Noll.
mail@kreativ-service.info
Telefon 0 50 52 / 91 18 58

Das Produktmanagement erreichen Sie unter:
pm@frechverlag.de
oder:
frechverlag
Produktmanagement
Turbinenstraße 7
70499 Stuttgart
Telefon 07 11 / 8 30 86 68

LERNEN SIE UNS BESSER KENNEN! Fragen Sie Ihren Hobbyfach- oder Buchhändler nach unserem kostenlosen Kreativmagazin **Meine kreative Welt**. Darin entdecken Sie vierteljährlich die neuesten Kreativtrends und interessantesten Buchneuheiten.

Oder besuchen Sie uns im Internet! Unter **www.frechverlag.de** können Sie sich über unser umfangreiches Buchprogramm informieren, unsere Autoren kennenlernen sowie aktuelle Highlights und neue Kreativtechniken entdecken, kurz – die ganze Welt der Kreativität.

Kreativ immer up to date sind Sie mit unserem monatlichen **Newsletter** mit den aktuellsten News aus dem frechverlag, Gratis-Bastelanleitungen und attraktiven Gewinnspielen.


## IMPRESSUM

Neu gestaltete Auflage von TOPP 2703/3047.

FOTOS: frechverlag GmbH, 70499 Stuttgart; Fotostudio Karl, Limburg

PRODUKTMANAGEMENT NEUGESTALTUNG: Annika Bitten

GESTALTUNG: Petra Theilfarth

DRUCK UND BINDUNG: Finidr s.r.o., Cesky Tesin, Tschechische Republik





3. Auflage 2012





ISBN 978-3-7724-5815-6 • Best.-Nr. 5815